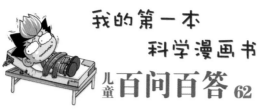

我的第一本
科学漫画书

儿童百问百答 62

疾病与细菌

版权合同登记号 14-2019-0017

图书在版编目（CIP）数据

疾病与细菌 / （韩）安光玄文、图；霍慧译 . -- 南昌：
二十一世纪出版社集团，2023.11
（我的第一本科学漫画书 . 儿童百问百答；62）
ISBN 978-7-5568-7795-9

Ⅰ . ①疾… Ⅱ . ①安… ②霍… Ⅲ . ①疾病 – 少儿读
物②细菌 – 少儿读物 Ⅳ . ① R4-49 ② Q939.1-49

中国国家版本馆 CIP 数据核字（2023）第 195620 号

我的第一本科学漫画书 · 儿童百问百答 62
疾病与细菌
JIBING YU XIJUN　　［韩］安光玄　文 / 图　霍　慧 / 译

出 版 人	刘凯军	
责任编辑	陈珊珊　聂韫慈	
美术编辑	陈思达	
出版发行	二十一世纪出版社集团	
	（江西省南昌市子安路 75 号　330025）	
网　　址	www.21cccc.com	
承　　印	南昌市印刷十二厂有限公司	
开　　本	720 mm × 960 mm　1/16	
印　　张	11.25	
字　　数	137 千字	
版　　次	2023 年 11 月第 1 版	
印　　次	2023 年 11 月第 1 次印刷	
书　　号	ISBN 978-7-5568-7795-9	
定　　价	30.00 元	

赣版权登字 -04-2023-710　　　版权所有，侵权必究
购买本社图书，如有问题请联系我们：扫描封底二维码进入官方服务号。
服务电话：0791-86512056（工作时间可拨打）；服务邮箱：21sjcbs@21cccc.com。

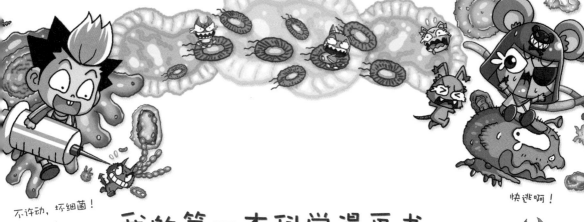

我的第一本科学漫画书

儿童百问百答 62

[韩] 安光玄 文/图　霍慧/译

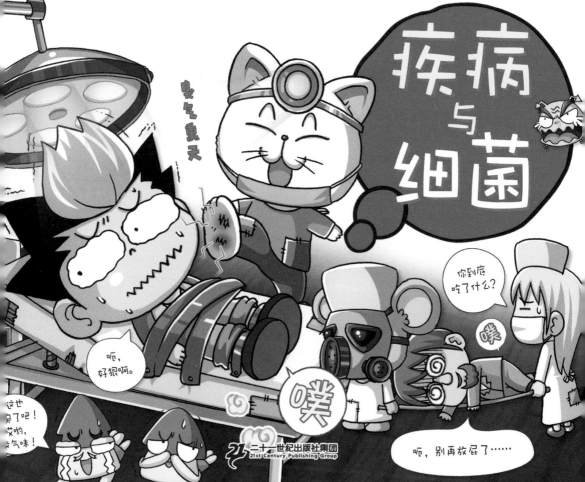

二十一世纪出版社集团
21st Century Publishing Group

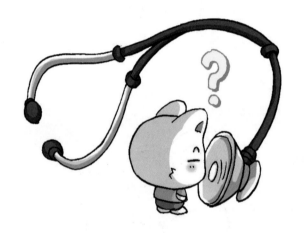

看趣味问答，进入妙趣横生的科学世界！

编辑部的话

　　科学是人类认识世界、改造世界的工具。我们可以利用科学去了解世界的基本规律和原理。随着人类的发展，科技突飞猛进，很多人们过去不了解的事情都慢慢得到答案。这就是科学的力量。当然，这必须感谢一代又一代科学家的不懈努力，是他们引领我们获取科学知识，告诉我们怎样去探索世界。科学探索，首先要具备丰富的知识、敏锐的观察力；其次还需要好学上进的探索精神；最后，还需要一点点好奇心，当你开始去问"为什么"的时候，可能就是你探索世界的开始。

　　在我们的生活中，一个个奇怪又有趣的日常小问题看似简单，其中却常常隐藏着并不简单的科学原理。只要稍微留心一下平时那些容易忽视的事物，我们可能就会得到新的收获。

　　本书以"百问百答"的形式，提出了许多有趣的科学问题，从科学的角度为孩子们普及天文、地理、数学、物理、化学、生物学等学科知识，展示出一个丰富多彩的科学世界。这套书不仅能充分调动孩子们的好奇心，还能鼓励和培养孩子们勇于探索的科学精神。好了，现在就让我们跟着书里的小主人公，一起走进广阔的科学世界，去感受科学的奇妙吧！

二十一世纪出版社集团
"儿童百问百答"编辑部

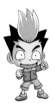

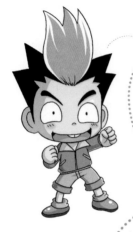

姜坦坦

由于平时不注重个人卫生，他距离成为细菌头目的部下仅一步之遥！他虽然说话、做事经常冒冒失失的，但却对科学充满好奇心。

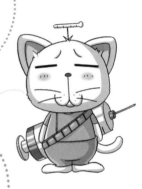

喵 喵

凭借自己对医学知识的了解，不仅拆穿了"花仙人"的骗局，还抵御了细菌头目的袭击。虽然总是因为卖弄自己的医学知识而被坦坦嘲笑，但其实他们是最要好的朋友！

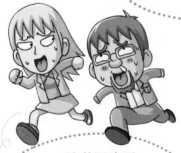

科学调查队

因为调查结果毫无科学性，这个调查队逐渐失去了人们的信任。虽然哪里有大事发生，哪里就有他们的身影，但他们调查结果的可信度为零！

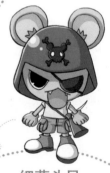

细菌头目

持续对人类进行细菌袭击，企图将世界变成细菌王国。但总是受到喵喵的阻碍，又因自身错误的医学知识储备，而距离梦想越来越远。

目 录

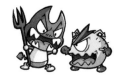

令人似懂非懂的细菌和病毒

令人提心吊胆的疾病

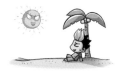

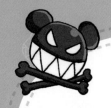

 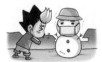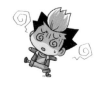

令人闻风丧胆的疾病

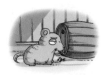

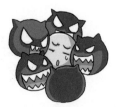

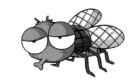

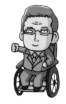

令人好奇的医学常识

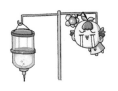

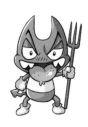

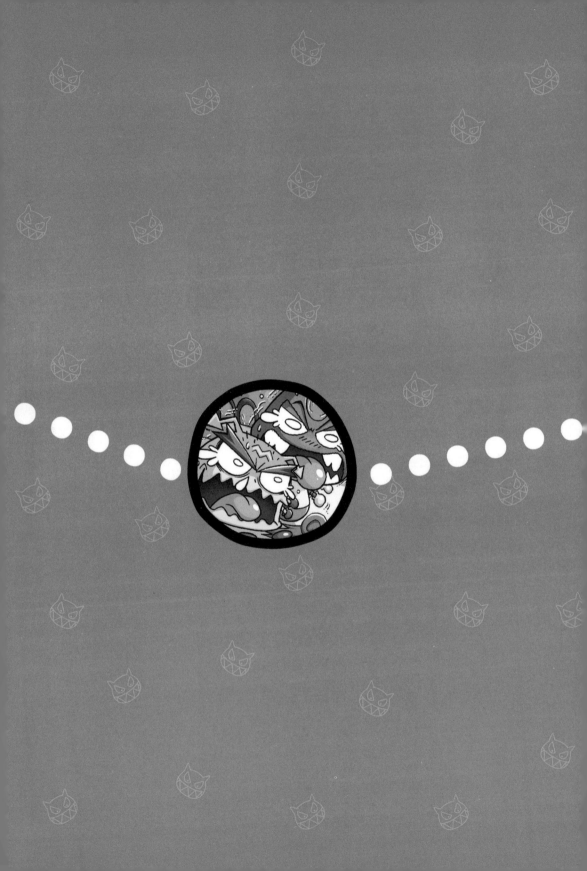

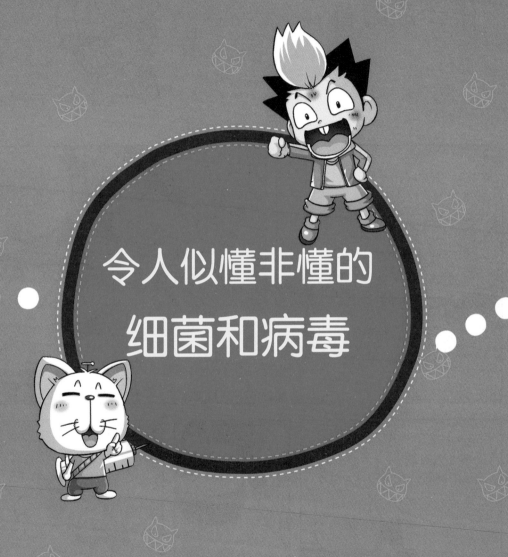

令人似懂非懂的
细菌和病毒

什么是细菌？

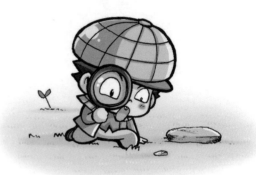

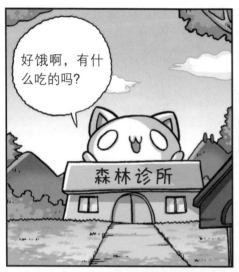

好饿啊，有什么吃的吗？

森林诊所

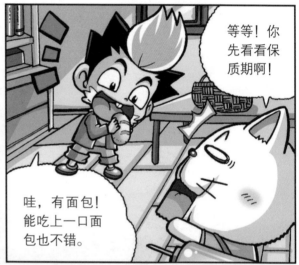

等等！你先看看保质期啊！

哇，有面包！能吃上一口面包也不错。

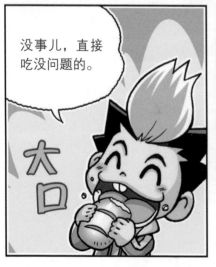

没事儿，直接吃没问题的。

大口

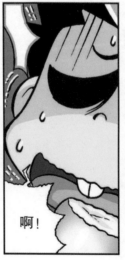

啊！

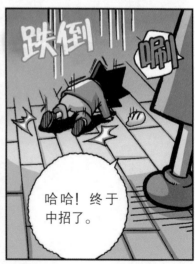

跌倒

啊

哈哈！终于中招了。

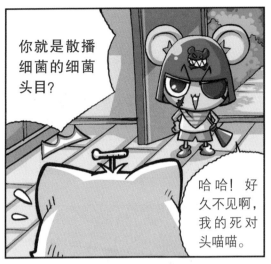

你就是散播细菌的细菌头目?

哈哈!好久不见啊,我的死对头喵喵。

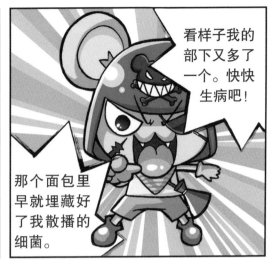

看样子我的部下又多了一个。快快生病吧!

那个面包里早就埋藏好了我散播的细菌。

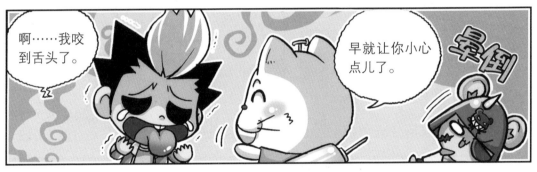

啊……我咬到舌头了。

早就让你小心点儿了。

晕倒

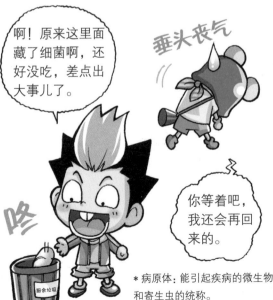

啊!原来这里面藏了细菌啊,还好没吃,差点出大事儿了。

垂头丧气

咚

你等着吧,我还会再回来的。

*病原体:能引起疾病的微生物和寄生虫的统称。

既有益又有害的细菌

　　每个细菌都是由一个细胞组成的。细菌存在于人体、土壤、海洋等世界各个角落。细菌具有从周围环境中摄取营养成分的能力,并通过快速分裂(分裂成多个个体)不断增多。虽然许多疾病的病原体*是细菌,但是人体肠道菌群中,有许多细菌能帮助人体维持健康。

令人似懂非懂的细菌和病毒　3

不洗澡真的会生病吗?

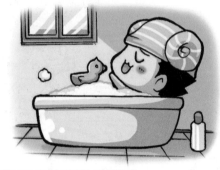

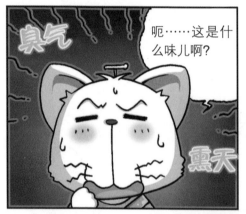

臭气

熏天

呃……这是什么味儿啊?

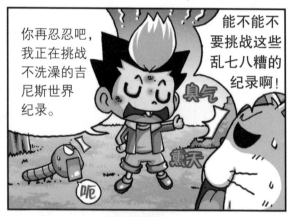

你再忍忍吧,我正在挑战不洗澡的吉尼斯世界纪录。

能不能不要挑战这些乱七八糟的纪录啊!

臭气

熏天

呃

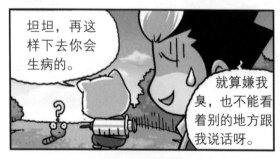

坦坦,再这样下去你会生病的。

就算嫌我臭,也不能看着别的地方跟我说话呀。

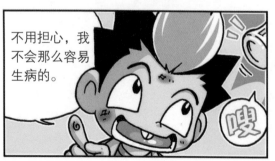

不用担心,我不会那么容易生病的。

嗖

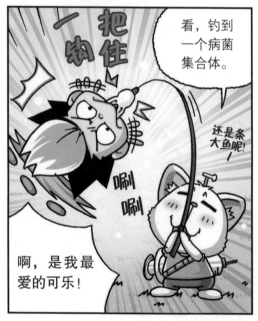

一把钩住

看,钓到一个病菌集合体。

还是条大鱼呢!

唰

唰

啊,是我最爱的可乐!

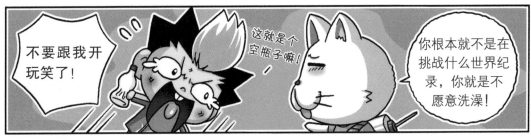

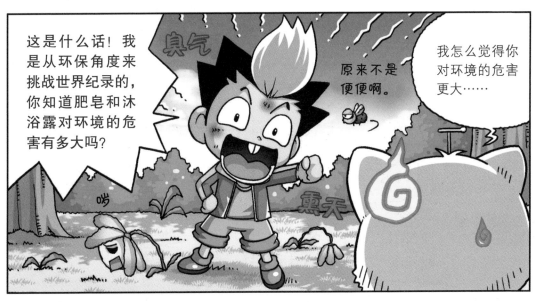

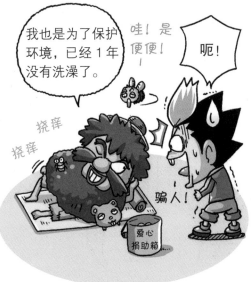

周围环境中有害的细菌一直对我们虎视眈眈。我们触摸过的物品，尤其是公交车上的扶手、图书馆里的书籍等，均沾有多种致病菌（能使人及动物患病的细菌）。为了防止致病菌通过"物传人""人传人"等方式传播，我们应该养成讲究卫生的好习惯。

细菌和病毒有什么不一样吗？

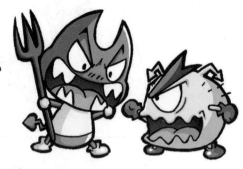

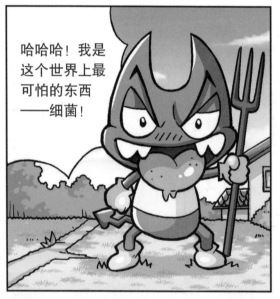

哈哈哈！我是这个世界上最可怕的东西——细菌！

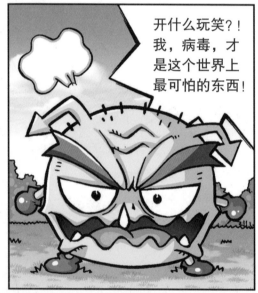

开什么玩笑？！我，病毒，才是这个世界上最可怕的东西！

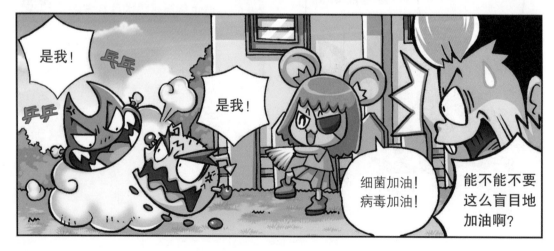

是我！

乒乓

乒乓

是我！

细菌加油！病毒加油！

能不能不要这么盲目地加油啊？

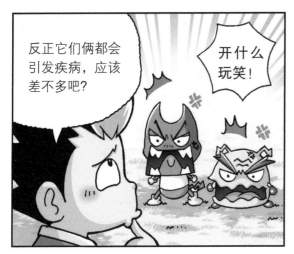

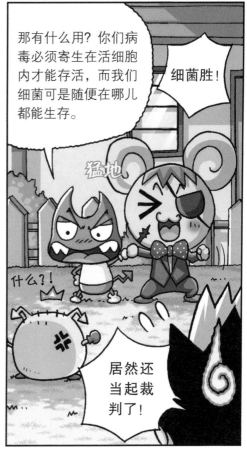

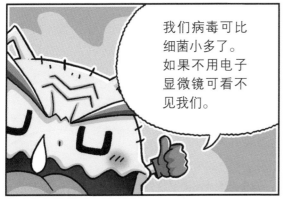

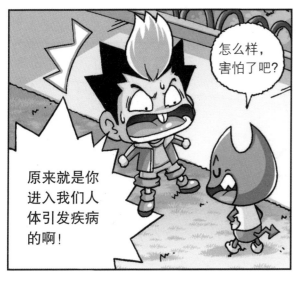

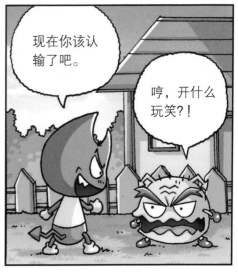

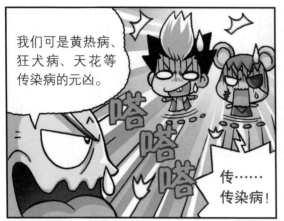

我们可是黄热病、狂犬病、天花等传染病的元凶。

嗒嗒嗒

传……传染病！

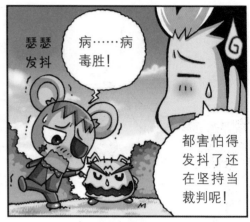

瑟瑟发抖

病……病毒胜！

都害怕得发抖了还在坚持当裁判呢！

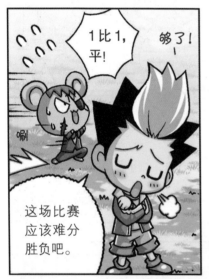

1比1，平！

够了！

嘛

这场比赛应该难分胜负吧。

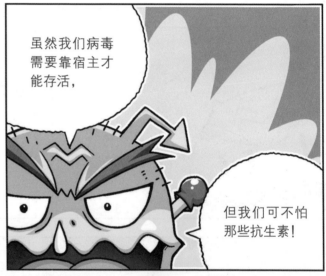

虽然我们病毒需要靠宿主才能存活，

但我们可不怕那些抗生素！

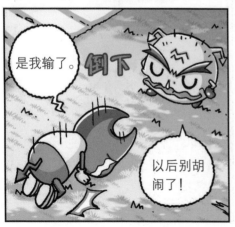

是我输了。

倒下

以后别胡闹了！

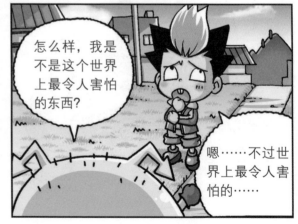

怎么样，我是不是这个世界上最令人害怕的东西？

嗯……不过世界上最令人害怕的……

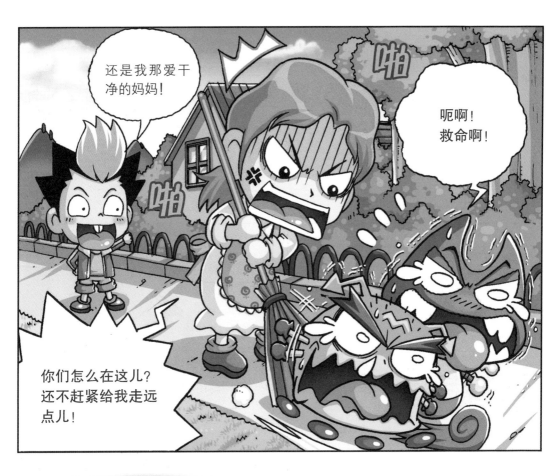

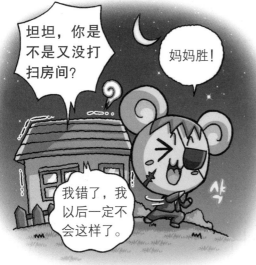

什么是病毒？

病毒是一种只能在活细胞内寄生并以复制方式增殖的微生物。因此，病毒离开了宿主细胞，就无法进行生命活动。它们不仅个头微小，结构也很简单，只由一个核酸分子和蛋白质外壳组成。病毒可寄生在动植物的细胞内或细菌内。

强酸性环境的胃里也有细菌存活吗?

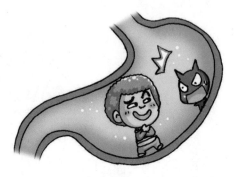

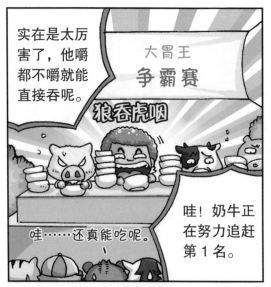

实在是太厉害了,他嚼都不嚼就能直接吞呢。

大胃王
争霸赛

狼吞虎咽

哇……还真能吃呢。

哇!奶牛正在努力追赶第1名。

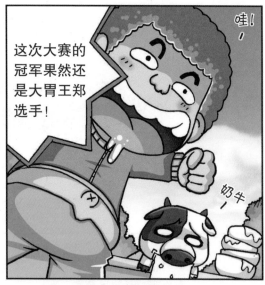

哇!

这次大赛的冠军果然还是大胃王郑选手!

奶牛!

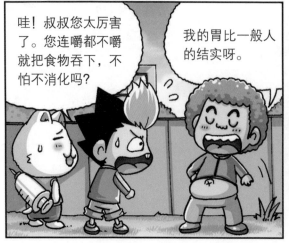

哇!叔叔您太厉害了。您连嚼都不嚼就把食物吞下,不怕不消化吗?

我的胃比一般人的结实呀。

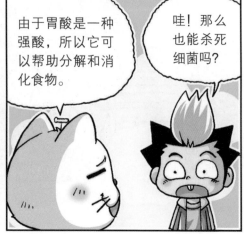

由于胃酸是一种强酸,所以它可以帮助分解和消化食物。

哇!那么也能杀死细菌吗?

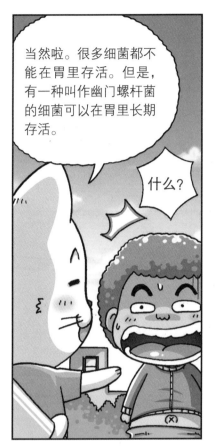

当然啦。很多细菌都不能在胃里存活。但是，有一种叫作幽门螺杆菌的细菌可以在胃里长期存活。

什么？

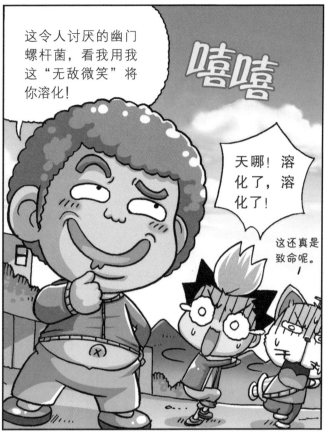

这令人讨厌的幽门螺杆菌，看我用我这"无敌微笑"将你溶化！

嘻嘻

天哪！溶化了，溶化了！

这还真是致命呢。

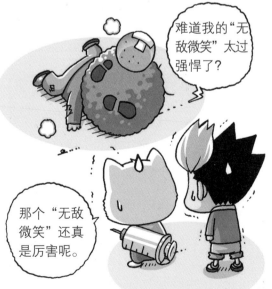

难道我的"无敌微笑"太过强悍了？

那个"无敌微笑"还真是厉害呢。

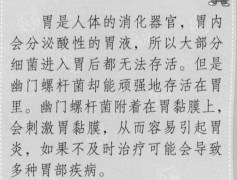

存活在胃里的细菌

胃是人体的消化器官，胃内会分泌酸性的胃液，所以大部分细菌进入胃后都无法存活。但是幽门螺杆菌却能顽强地存活在胃里。幽门螺杆菌附着在胃黏膜上，会刺激胃黏膜，从而容易引起胃炎，如果不及时治疗可能会导致多种胃部疾病。

有对人体有益的细菌吗？

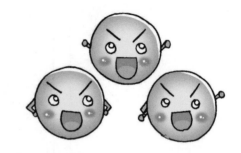

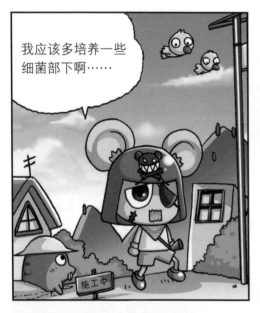

我应该多培养一些细菌部下啊……

施工中

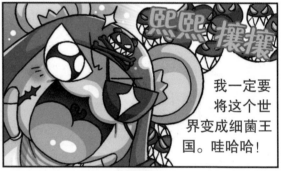

熙熙攘攘

我一定要将这个世界变成细菌王国。哇哈哈！

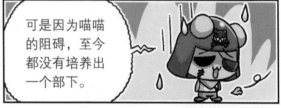

可是因为喵喵的阻碍，至今都没有培养出一个部下。

然后把它们发配至家家户户。

好吧，我来学习一下，

细菌培养

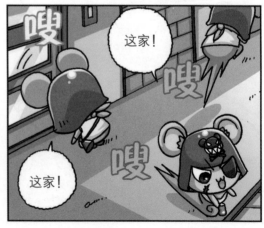

嗖

嗖

嗖

这家！

这家！

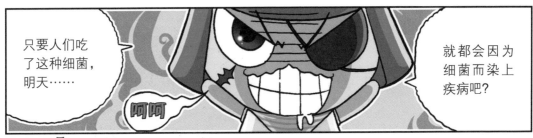

只要人们吃了这种细菌，明天……

阿阿

就都会因为细菌而染上疾病吧？

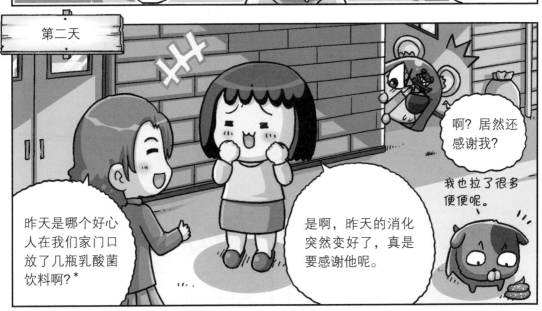

第二天

啊？居然还感谢我？

我也拉了很多便便呢。

昨天是哪个好心人在我们家门口放了几瓶乳酸菌饮料啊？*

是啊，昨天的消化突然变好了，真是要感谢他呢。

*危险行为，请勿模仿，不要吃来历不明的食物。

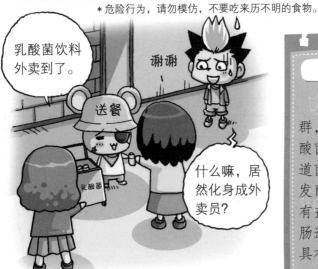

乳酸菌饮料外卖到了。

谢谢

送餐

乳酸菌

什么嘛，居然化身成外卖员？

抑制有害细菌繁殖的乳酸菌

乳酸菌是人体必不可少的菌群，广泛存在于人体的肠道中。乳酸菌能抑制有害菌繁殖，调节胃肠道菌群的平衡。一些食物在乳酸菌发酵后不仅可以帮助那些对肠胃有益的微生物繁殖，还能有效预防肠道疾病。酸奶、干酪、泡菜都是具有代表性的乳酸菌发酵食品。

令人似懂非懂的细菌和病毒 13

病毒到底有多小？

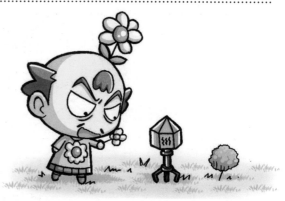

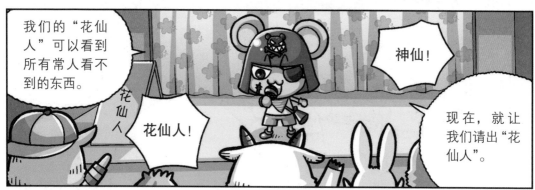

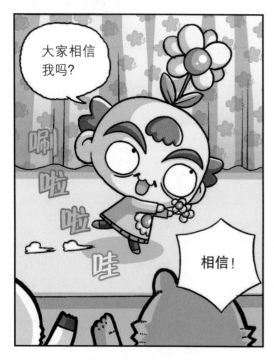

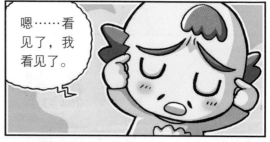

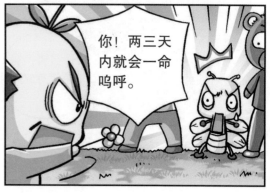

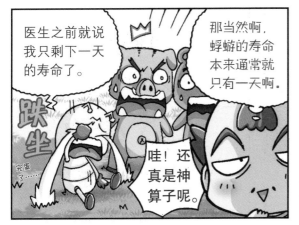

医生之前就说我只剩下一天的寿命了。

那当然啊，蜉蝣的寿命本来通常就只有一天啊。

跌坐

完蛋了……

哇！还真是神算子呢。

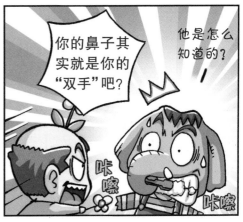

你的鼻子其实就是你的"双手"吧？

他是怎么知道的？

咔嚓

咔嚓

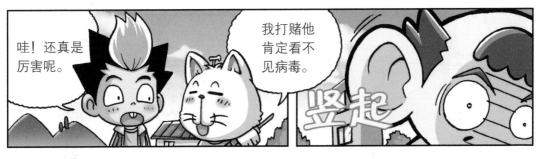

哇！还真是厉害呢。

我打赌他肯定看不见病毒。

竖起

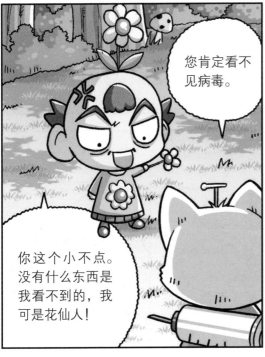

您肯定看不见病毒。

你这个小不点。没有什么东西是我看不到的，我可是花仙人！

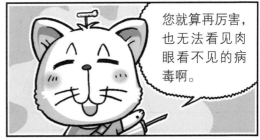

您就算再厉害，也无法看见肉眼看不见的病毒啊。

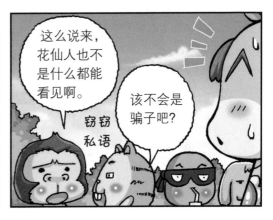

这么说来，花仙人也不是什么都能看见啊。

该不会是骗子吧？

窃窃私语

令人似懂非懂的细菌和病毒

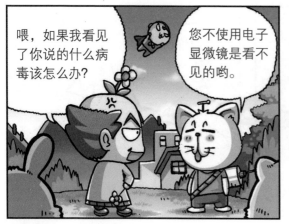

喂，如果我看见了你说的什么病毒该怎么办？

您不使用电子显微镜是看不见的哟。

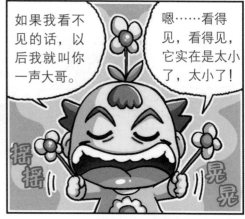

如果我看不见的话，以后我就叫你一声大哥。

嗯……看得见，看得见，它实在是太小了，太小了！

摇摇

晃晃

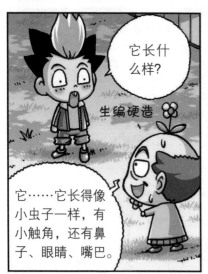

它长什么样？

生编硬造

它……它长得像小虫子一样，有小触角，还有鼻子、眼睛、嘴巴。

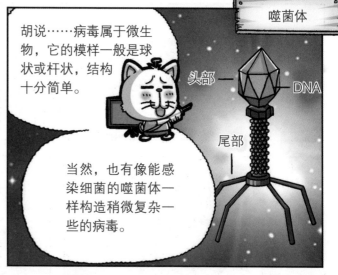

噬菌体

胡说……病毒属于微生物，它的模样一般是球状或杆状，结构十分简单。

头部

DNA

尾部

当然，也有像能感染细菌的噬菌体一样构造稍微复杂一些的病毒。

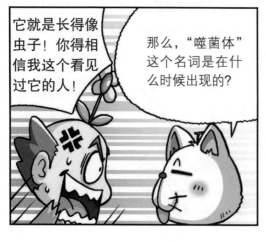

它就是长得像虫子！你得相信我这个看见过它的人！

那么，"噬菌体"这个名词是在什么时候出现的？

这……这个嘛……

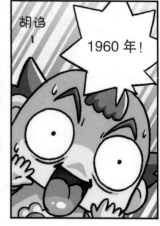

胡诌

1960年！

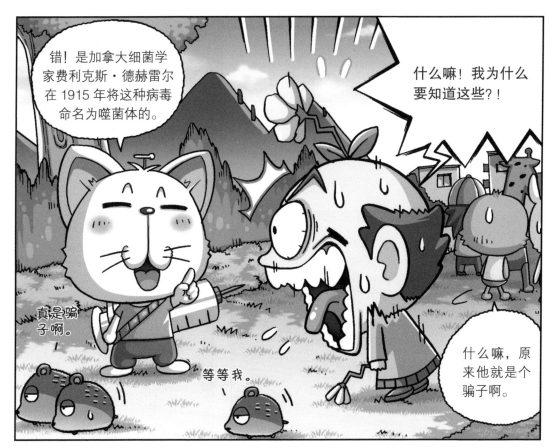

错！是加拿大细菌学家费利克斯·德赫雷尔在 1915 年将这种病毒命名为噬菌体的。

什么嘛！我为什么要知道这些?!

真是骗子啊。

等等我。

什么嘛，原来他就是个骗子啊。

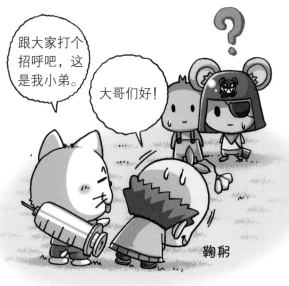

跟大家打个招呼吧，这是我小弟。

大哥们好！

鞠躬

病毒的大小

微生物的大小主要用微米（μm）和纳米（nm）*来衡量。1 微米相当于 1 米的一百万分之一，而 1 纳米则是 1 微米的千分之一，相当于 1 米的十亿分之一。一般来说，病毒的直径为 20~250 纳米，所以病毒是非常微小的，大多数要在电子显微镜下才能被观察到。

*纳米（nm）：十亿分之一米。

令人似懂非懂的细菌和病毒

人体哪个部位的细菌最多？

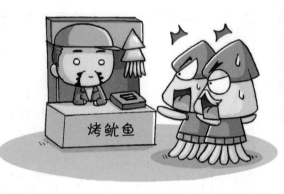

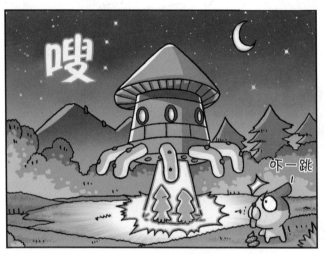

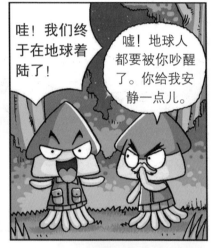

哇！我们终于在地球着陆了！

嘘！地球人都要被你吵醒了。你给我安静一点儿。

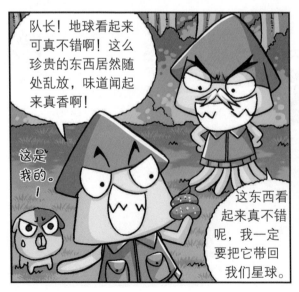

队长！地球看起来可真不错啊！这么珍贵的东西居然随处乱放，味道闻起来真香啊！

这是我的。

这东西看起来真不错呢，我一定要把它带回我们星球。

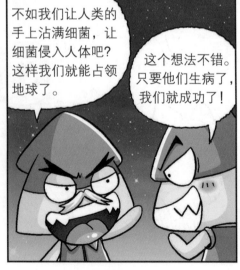

不如我们让人类的手上沾满细菌，让细菌侵入人体吧？这样我们就能占领地球了。

这个想法不错。只要他们生病了，我们就成功了！

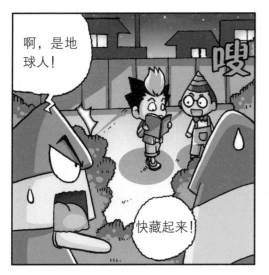

啊，是地球人！

嗖

快藏起来！

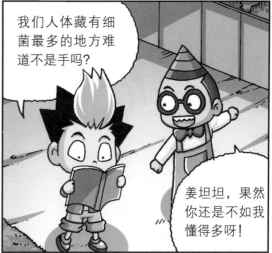

我们人体藏有细菌最多的地方难道不是手吗？

姜坦坦，果然你还是不如我懂得多呀！

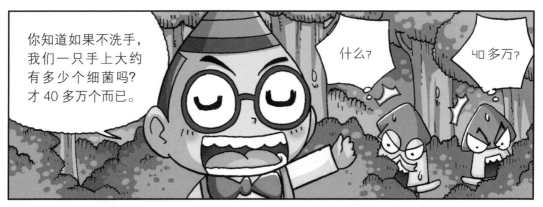

你知道如果不洗手，我们一只手上大约有多少个细菌吗？才40多万个而已。

什么？

40多万？

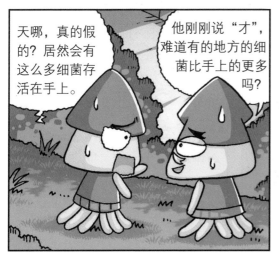

天哪，真的假的？居然会有这么多细菌存活在手上。

他刚刚说"才"，难道有的地方的细菌比手上的更多吗？

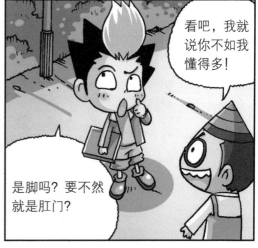

看吧，我就说你不如我懂得多！

是脚吗？要不然就是肛门？

令人似懂非懂的细菌和病毒

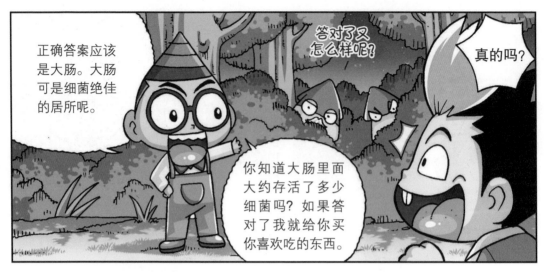

正确答案应该是大肠。大肠可是细菌绝佳的居所呢。

答对了又怎么样呢？

真的吗？

你知道大肠里面大约存活了多少细菌吗？如果答对了我就给你买你喜欢吃的东西。

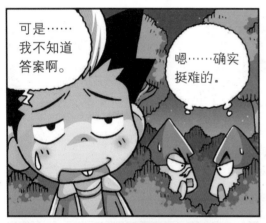

可是……我不知道答案啊。

嗯……确实挺难的。

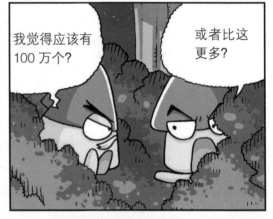

我觉得应该有100万个？

或者比这更多？

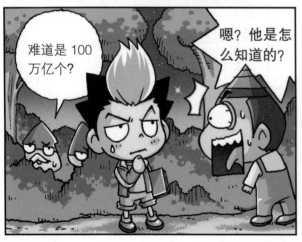

难道是100万亿个？

嗯？他是怎么知道的？

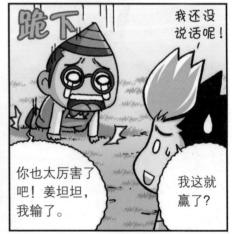

跪下

我还没说话呢！

你也太厉害了吧！姜坦坦，我输了。

我这就赢了？

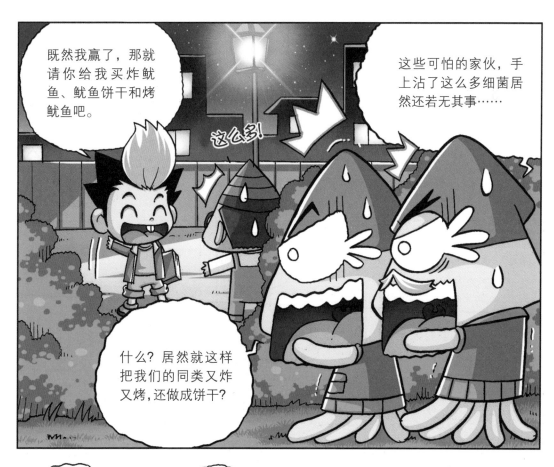

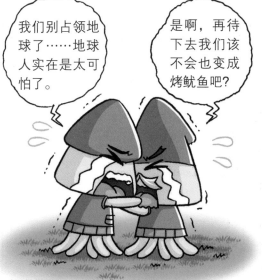

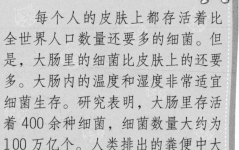

为什么被细菌或病毒感染后会发热呢？

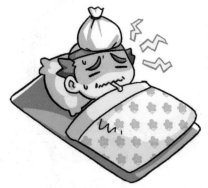

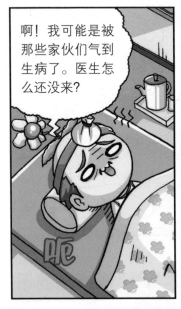

啊！我可能是被那些家伙们气到生病了。医生怎么还没来？

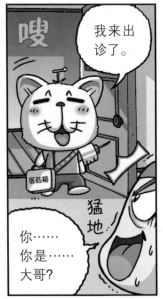

嗖

我来出诊了。

猛地

你……你是……大哥？

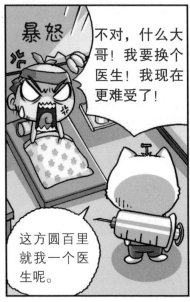

暴怒

不对，什么大哥！我要换个医生！我现在更难受了！

这方圆百里就我一个医生呢。

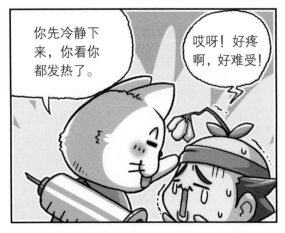

你先冷静下来，你看你都发热了。

哎呀！好疼啊，好难受！

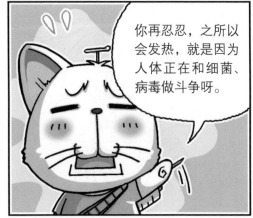

你再忍忍，之所以会发热，就是因为人体正在和细菌、病毒做斗争呀。

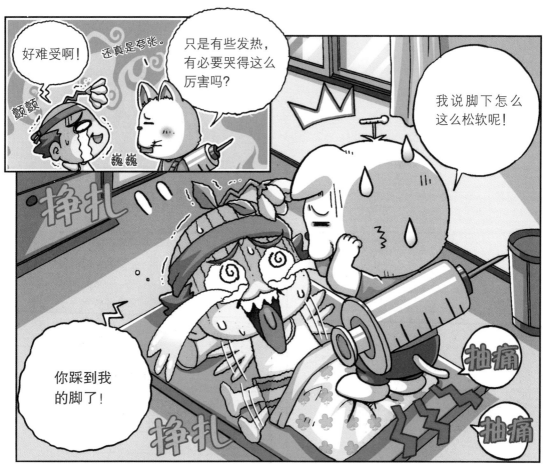

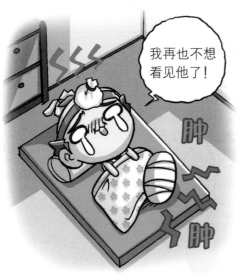

发热的原因

当细菌或病毒侵入人体后，人体为了抵御这些病原体会进行各种各样的顽强抵抗。而发热就是抗争的手段之一。当体温升高时，病原体的存活率就会下降，而此时人体内抵御病原体的白细胞就能更加容易地击退敌人。发热也是白细胞正在与病原体战斗的表现。

细菌入侵人体后身体会产生什么样的反应呢?

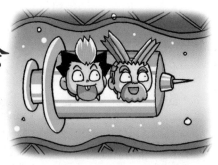

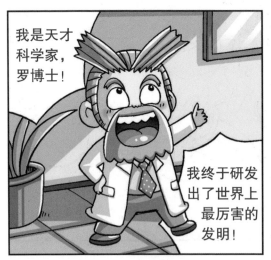

我是天才科学家，罗博士!

我终于研发出了世界上最厉害的发明!

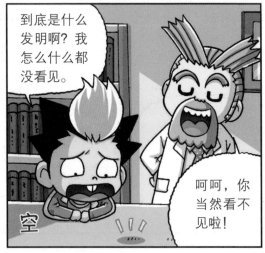

到底是什么发明啊? 我怎么什么都没看见。

呵呵，你当然看不见啦!

空

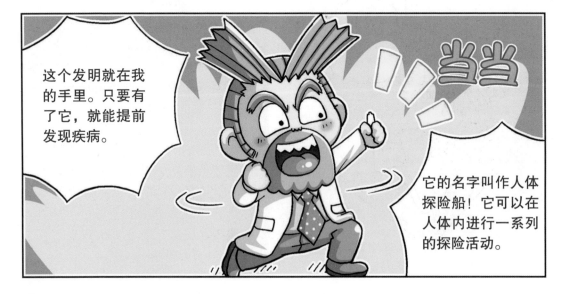

这个发明就在我的手里。只要有了它，就能提前发现疾病。

当当

它的名字叫作人体探险船! 它可以在人体内进行一系列的探险活动。

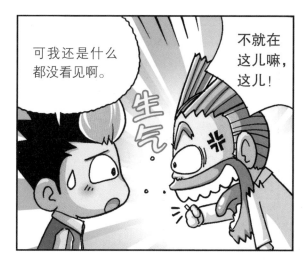

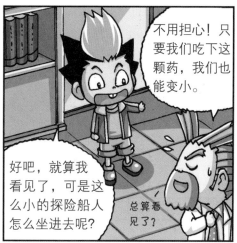

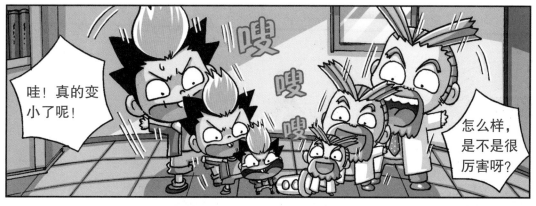

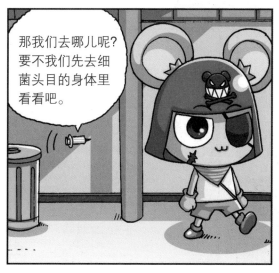

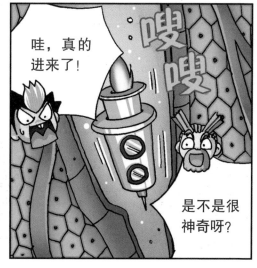

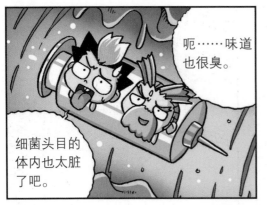

呃……味道也很臭。

细菌头目的体内也太脏了吧。

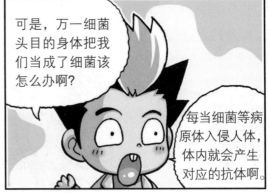

可是，万一细菌头目的身体把我们当成了细菌该怎么办啊?

每当细菌等病原体入侵人体，体内就会产生对应的抗体啊。

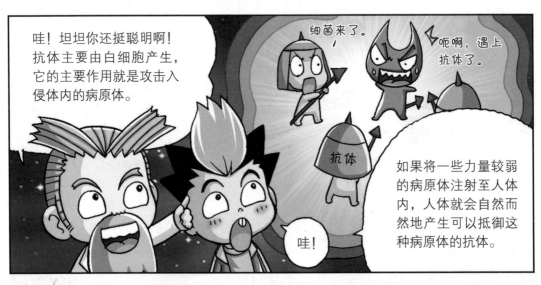

哇! 坦坦你还挺聪明啊! 抗体主要由白细胞产生，它的主要作用就是攻击入侵体内的病原体。

细菌来了。

呃啊，遇上抗体了。

抗体

哇!

如果将一些力量较弱的病原体注射至人体内，人体就会自然而然地产生可以抵御这种病原体的抗体。

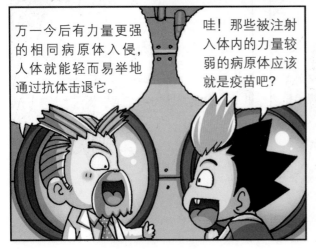

万一今后有力量更强的相同病原体入侵，人体就能轻而易举地通过抗体击退它。

哇! 那些被注射入体内的力量较弱的病原体应该就是疫苗吧?

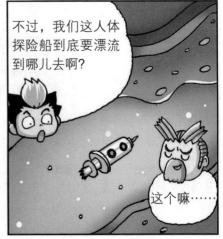

不过，我们这人体探险船到底要漂流到哪儿去啊?

这个嘛……

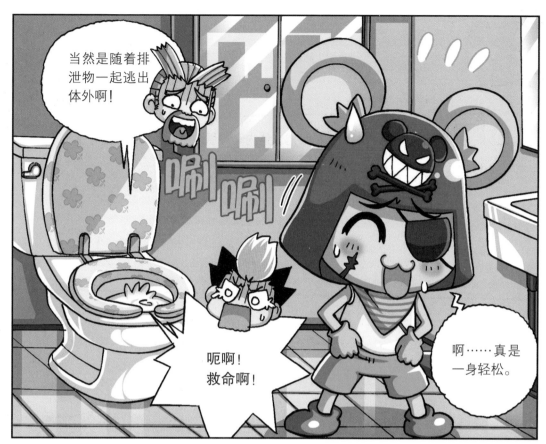

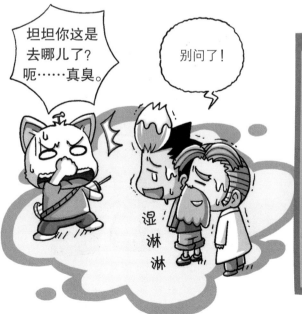

人体和细菌的关系

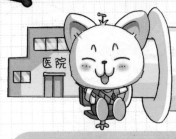

在我们人体内和皮肤表面，存活着数不清的细菌。下面就让我们来看看其中一些细菌与人体的关系吧！

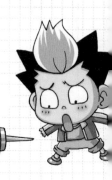

头皮："哗啦……从头上落下了白色的头屑。"病理性头屑是因为头皮上真菌和细菌的数量过多！

作者

收尾中

掏来掏去

耳朵：耳屎有防止细菌侵入耳内的作用。但是，如果在挖耳屎时不小心造成外耳道损伤，很容易导致细菌感染，所以要注意。

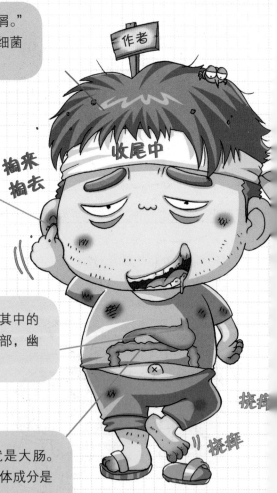

挠痒

胃：胃分泌的胃酸可以杀灭大部分进入其中的细菌。但即使是在能分泌强酸的胃部，幽门螺杆菌仍能存活。

挠挠

大肠：人体内存活细菌最多的器官就是大肠。我们排出的粪便中大约 1/3 的固体成分是细菌。

面部：面部皮肤表面皮脂腺分泌物过多、排出不畅，会导致痤疮丙酸杆菌大量繁殖，从而形成皮肤表面的丘疹、脓疱等。

鼻子：鼻屎中包含着许许多多企图通过鼻子入侵体内的细菌和病毒。

口腔：温暖而潮湿的口腔简直就是细菌的乐园！口腔分泌的干净唾液中含有可以杀死细菌的化学物质。可由于唾液一旦分泌，便会和口腔中的细菌混合在一起，所以，千万不能用唾液涂抹伤口哟！

手：每天都要触摸各种东西的双手也是细菌滋生的温床！尤其是指甲缝里，可是藏有不少的细菌呢。

脚：致病性真菌会引发脚部皮肤病——足癣！潮湿温暖的环境会使导致足癣的真菌更加猖獗。

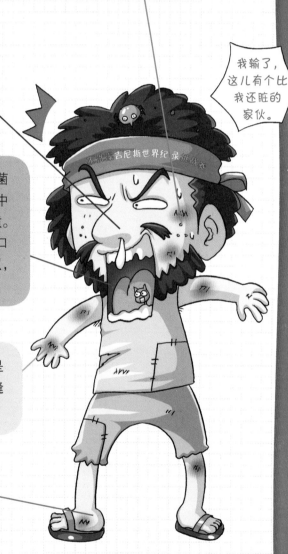

我输了，这儿有个比我还脏的家伙。

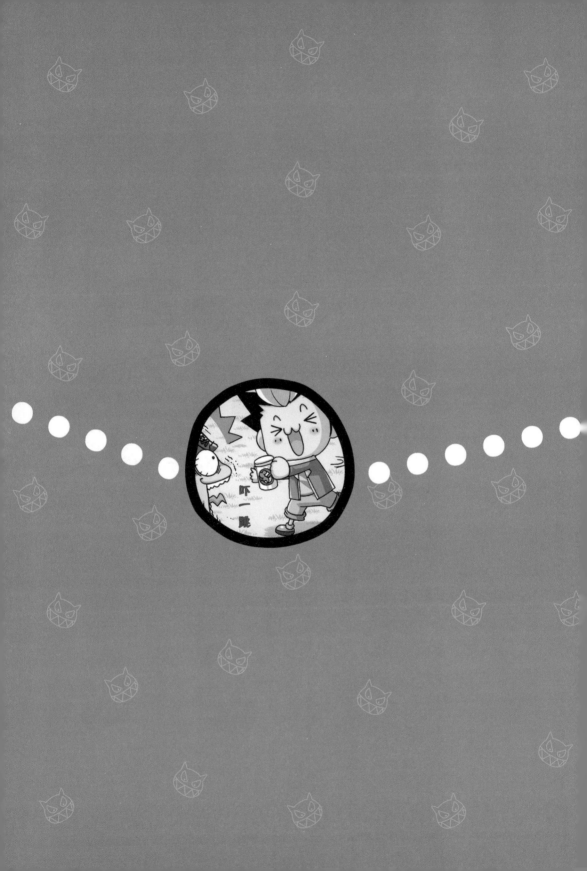

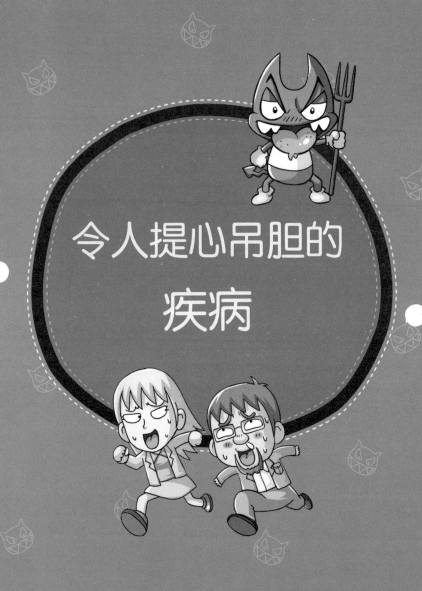

令人提心吊胆的
疾病

如何避免食物中毒？

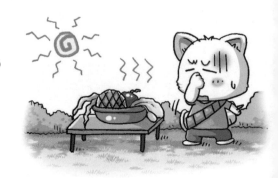

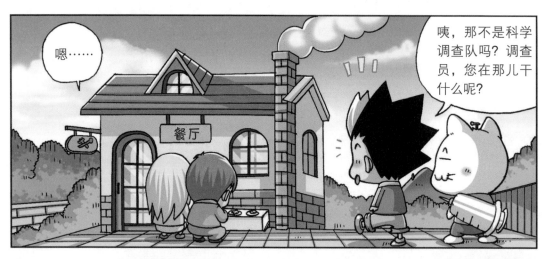

嗯……

咦，那不是科学调查队吗？调查员，您在那儿干什么呢？

餐厅

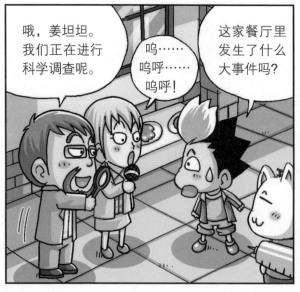

哦，姜坦坦。我们正在进行科学调查呢。

呜……呜呼……呜呼！

这家餐厅里发生了什么大事件吗？

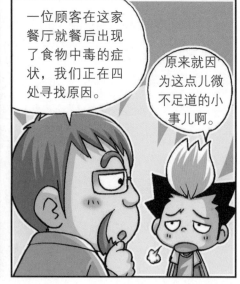

一位顾客在这家餐厅就餐后出现了食物中毒的症状，我们正在四处寻找原因。

原来就因为这点儿微不足道的小事儿啊。

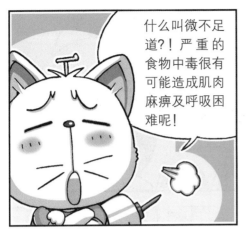

什么叫微不足道？！严重的食物中毒很有可能造成肌肉麻痹及呼吸困难呢！

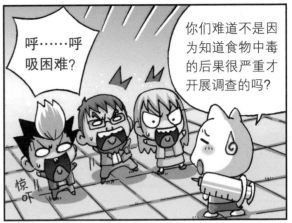

呼……呼吸困难？

你们难道不是因为知道食物中毒的后果很严重才开展调查的吗？

惊讶

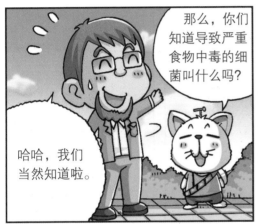

那么，你们知道导致严重食物中毒的细菌叫什么吗？

哈哈，我们当然知道啦。

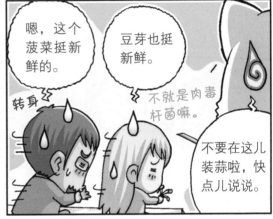

嗯，这个菠菜挺新鲜的。

豆芽也挺新鲜。

转身

不就是肉毒杆菌嘛。

不要在这儿装蒜啦，快点儿说说。

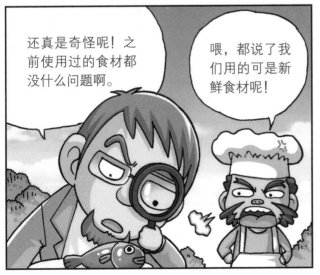

还真是奇怪呢！之前使用过的食材都没什么问题啊。

喂，都说了我们用的可是新鲜食材呢！

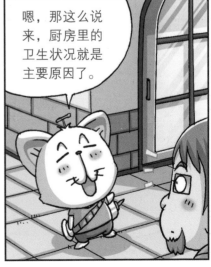

嗯，那这么说来，厨房里的卫生状况就是主要原因了。

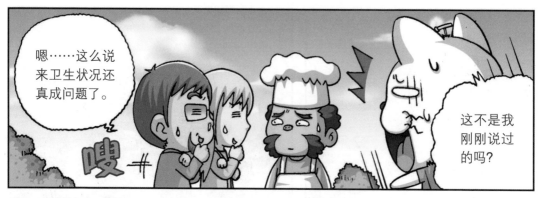

嗯……这么说来卫生状况还真成问题了。

这不是我刚刚说过的吗？

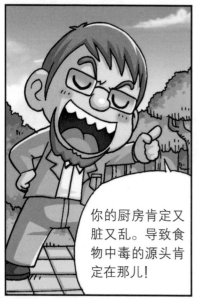

你的厨房肯定又脏又乱。导致食物中毒的源头肯定在那儿！

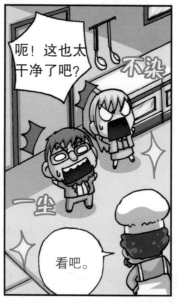

呃！这也太干净了吧？

不染

一尘

看吧。

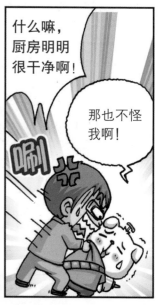

什么嘛，厨房明明很干净啊！

那也不怪我啊！

啊刂

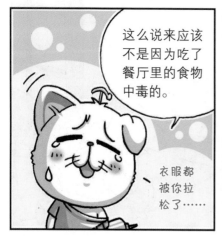

这么说来应该不是因为吃了餐厅里的食物中毒的。

衣服都被你拉松了……

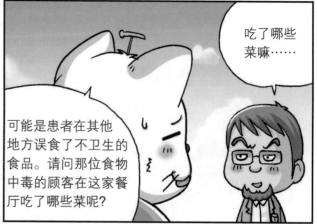

吃了哪些菜嘛……

可能是患者在其他地方误食了不卫生的食品。请问那位食物中毒的顾客在这家餐厅吃了哪些菜呢？

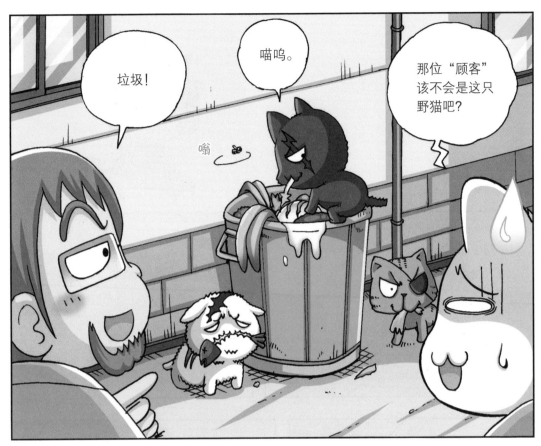

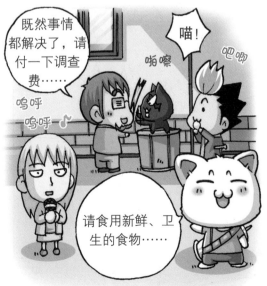

为什么有的人会得脚气?

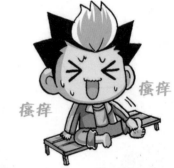

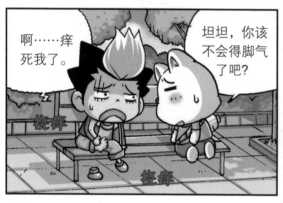

啊……痒死我了。

坦坦,你该不会得脚气了吧?

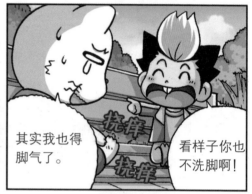

其实我也得脚气了。

看样子你也不洗脚啊!

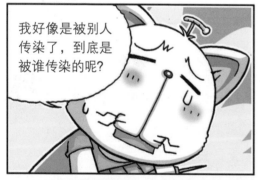

我好像是被别人传染了,到底是被谁传染的呢?

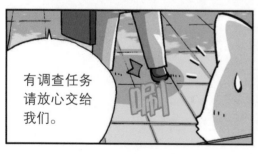

有调查任务请放心交给我们。

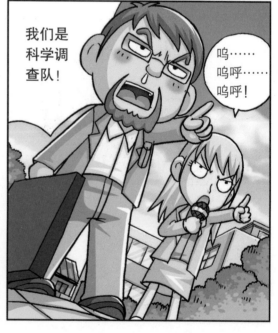

我们是科学调查队!

呜……呜呼……呜呼!

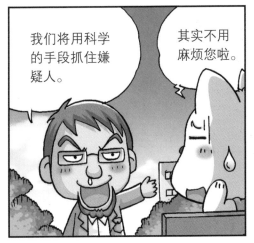

我们将用科学的手段抓住嫌疑人。

其实不用麻烦您啦。

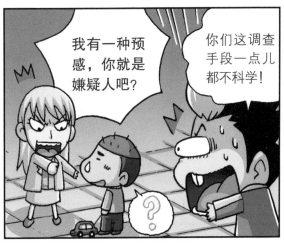

我有一种预感，你就是嫌疑人吧？

你们这调查手段一点儿都不科学！

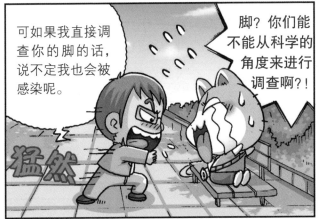

可如果我直接调查你的脚的话，说不定我也会被感染呢。

猛然

脚？你们能不能从科学的角度来进行调查啊？！

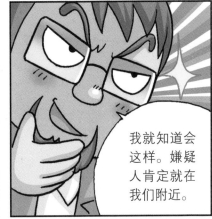

我就知道会这样。嫌疑人肯定就在我们附近。

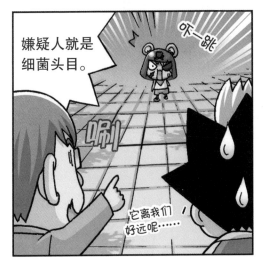

嫌疑人就是细菌头目。

吓一跳

唰

它离我们好远呢……

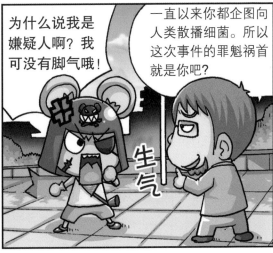

为什么说我是嫌疑人啊？我可没有脚气哦！

生气

一直以来你都企图向人类散播细菌。所以这次事件的罪魁祸首就是你吧？

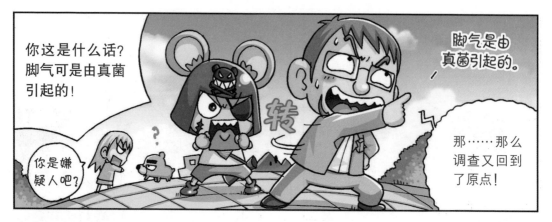

你这是什么话？脚气可是由真菌引起的！

你是嫌疑人吧？

转

脚气是由真菌引起的。

那……那么调查又回到了原点！

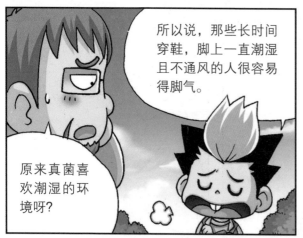

所以说，那些长时间穿鞋，脚上一直潮湿且不通风的人很容易得脚气。

原来真菌喜欢潮湿的环境呀？

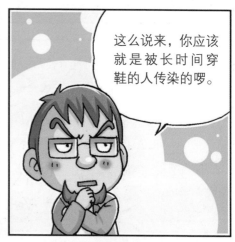

这么说来，你应该就是被长时间穿鞋的人传染的啰。

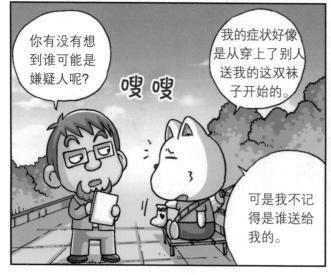

你有没有想到谁可能是嫌疑人呢？

嗖嗖

我的症状好像是从穿上了别人送我的这双袜子开始的。

可是我不记得是谁送给我的。

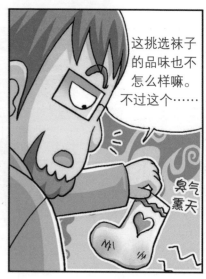

这挑选袜子的品味也不怎么样嘛。不过这个……

臭气熏天

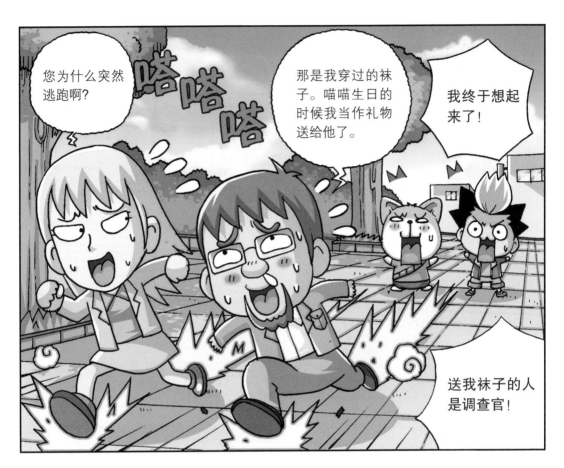

避免染上脚气的方法

足癣（俗称脚气），是由真菌感染引起的皮肤病，具有传染性。人多的游泳场、大众澡堂及桑拿房等场合如果清洁不及时、不彻底，就可能成为真菌的温床。如果不想染上脚气，就应该每天洗脚，穿上透气的袜子和鞋子，保持脚部干燥、透气。如已感染，则需及时到医院皮肤科就诊。

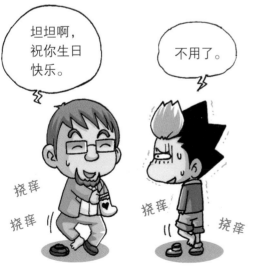

肠炎和食物中毒的区别是什么？

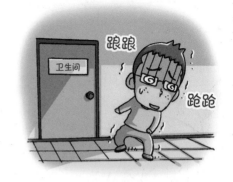

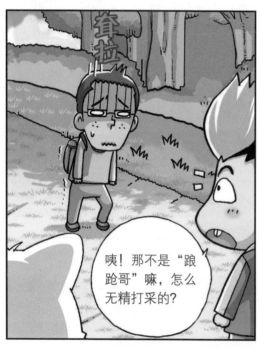

咦！那不是"踉跄哥"嘛，怎么无精打采的？

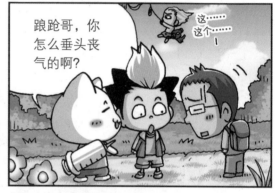

踉跄哥，你怎么垂头丧气的啊？

这……这个……

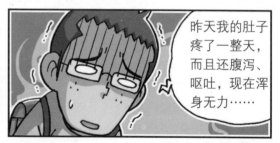

昨天我的肚子疼了一整天，而且还腹泻、呕吐，现在浑身无力……

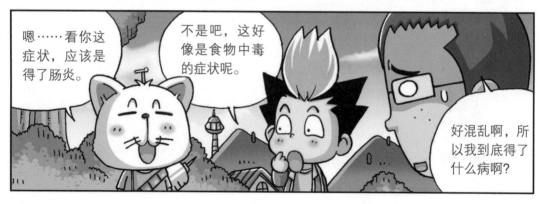

嗯……看你这症状，应该是得了肠炎。

不是吧，这好像是食物中毒的症状呢。

好混乱啊，所以我到底得了什么病啊？

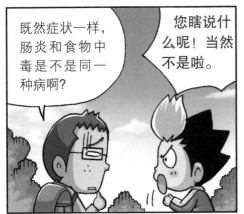

既然症状一样，肠炎和食物中毒是不是同一种病啊？

您瞎说什么呢！当然不是啦。

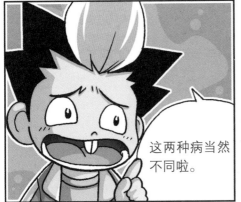

这两种病当然不同啦。

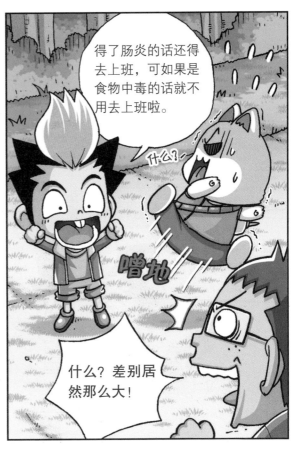

得了肠炎的话还得去上班，可如果是食物中毒的话就不用去上班啦。

什么？

噌地

什么？差别居然那么大！

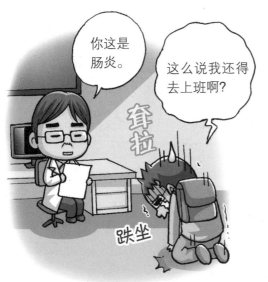

你这是肠炎。

这么说我还得去上班啊？

夺拉

跌坐

肠炎和食物中毒

　　肠炎和食物中毒都会造成腹痛和腹泻。由于肠炎和食物中毒的症状相似，所以患者在去医院得到确切诊断前自己难以区分。肠炎是指由细菌或病毒等引发的肠道炎症。食物中毒主要是由于误食被细菌或细菌毒素污染的食物所引起的急性中毒性疾病。

产生过敏的原因是什么？

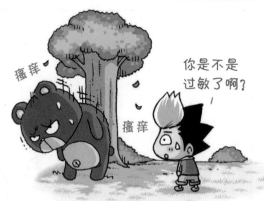

搔痒

搔痒

你是不是过敏了啊？

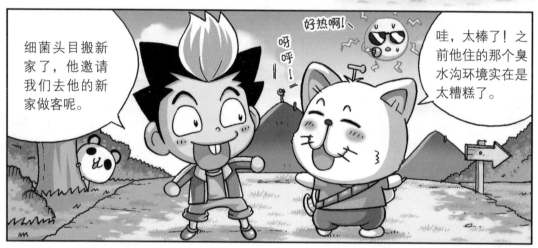

细菌头目搬新家了，他邀请我们去他的新家做客呢。

好热啊！

呀呼！

哇，太棒了！之前他住的那个臭水沟环境实在是太糟糕了。

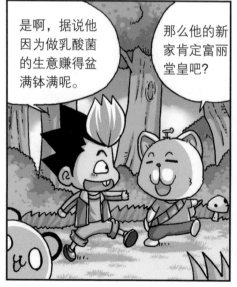

是啊，据说他因为做乳酸菌的生意赚得盆满钵满呢。

那么他的新家肯定富丽堂皇吧？

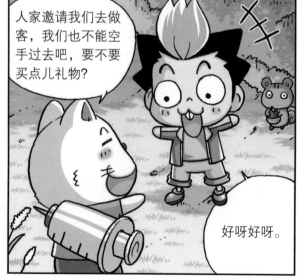

人家邀请我们去做客，我们也不能空手过去吧，要不要买点儿礼物？

好呀好呀。

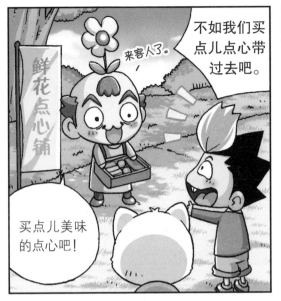

鲜花点心铺

来客人了。

不如我们买点儿点心带过去吧。

买点儿美味的点心吧！

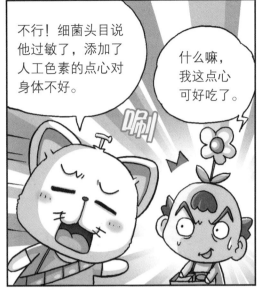

不行！细菌头目说他过敏了，添加了人工色素的点心对身体不好。

什么嘛，我这点心可好吃了。

唰

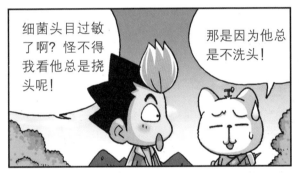

细菌头目过敏了啊？怪不得我看他总是挠头呢！

那是因为他总是不洗头！

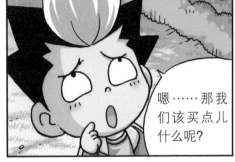

嗯……那我们该买点儿什么呢？

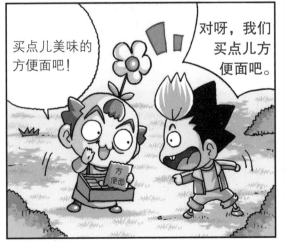

买点儿美味的方便面吧！

对呀，我们买点儿方便面吧。

方便面

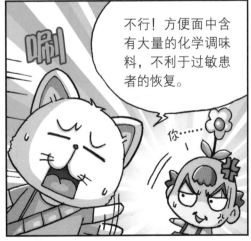

不行！方便面中含有大量的化学调味料，不利于过敏患者的恢复。

唰

你……

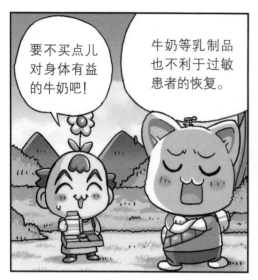

要不买点儿对身体有益的牛奶吧!

牛奶等乳制品也不利于过敏患者的恢复。

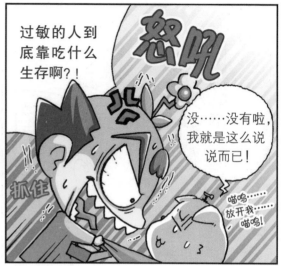

怒吼

过敏的人到底靠吃什么生存啊?!

没……没有啦,我就是这么说说而已!

喵呜……放开我……喵呜……

抓住

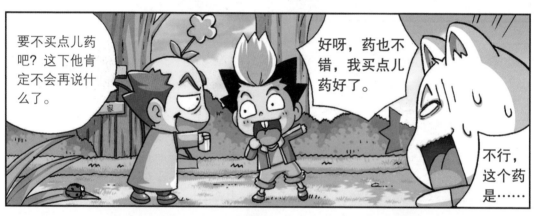

要不买点儿药吧?这下他肯定不会再说什么了。

好呀,药也不错,我买点儿药好了。

不行,这个药是……

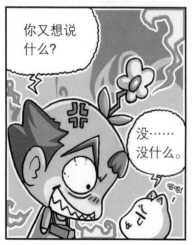

你又想说什么?

没……没什么。

喵呜!

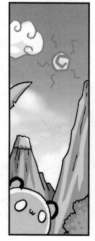

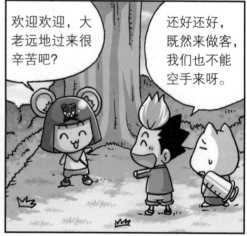

欢迎欢迎,大老远地过来很辛苦吧?

还好还好,既然来做客,我们也不能空手来呀。

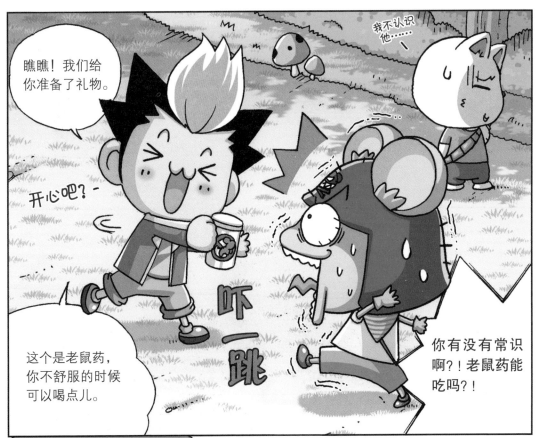

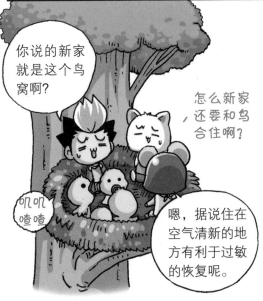

造成过敏的两大原因

　　人们对于产生过敏的原因总是有着不同的看法。但目前医学界比较认可的原因大致分为两种：一是外因，某些食物（小麦、花生、牛奶等）、吸入物（花粉、粉尘等）、微生物，以及药物等进入人体后可能引发过敏反应；二是内因，一些人由于"过敏体质"，生活和工作压力增大等而产生过敏。

人为什么会中暑?

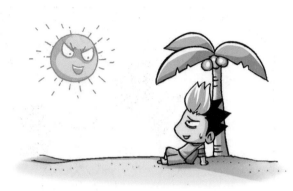

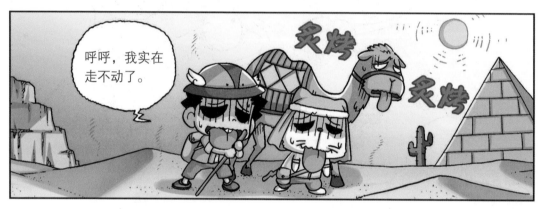

呼呼,我实在走不动了。

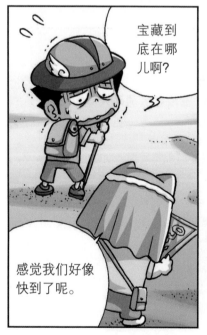

宝藏到底在哪儿啊?

感觉我们好像快到了呢。

呃……我为什么突然头这么晕啊?

咚

坦坦!

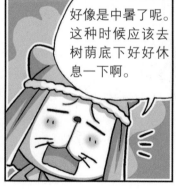

好像是中暑了呢。这种时候应该去树荫底下好好休息一下啊。

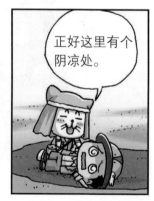

正好这里有个阴凉处。

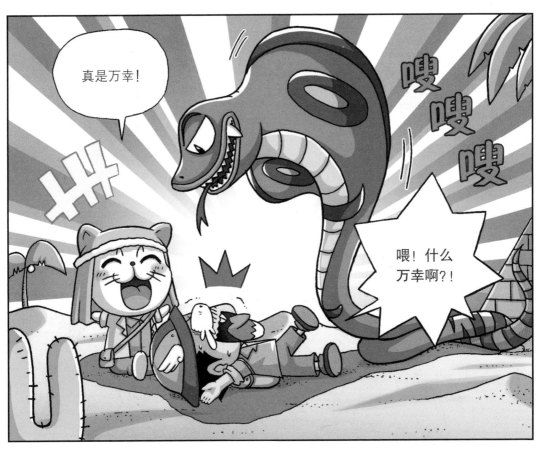

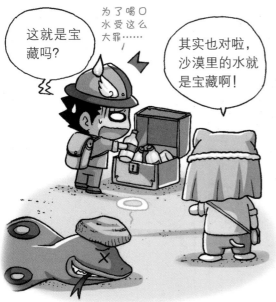

被污染的水会传播什么疾病？

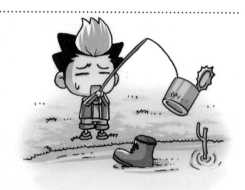

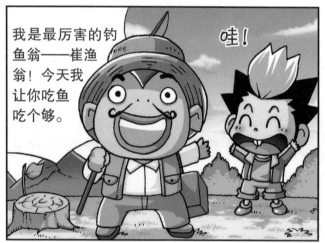

我是最厉害的钓鱼翁——崔渔翁！今天我让你吃鱼吃个够。

哇！

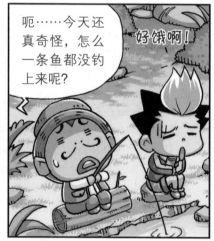

呃……今天还真奇怪，怎么一条鱼都没钓上来呢？

好饿啊！

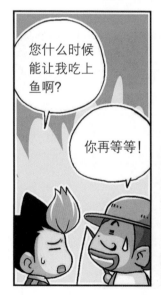

您什么时候能让我吃上鱼啊？

你再等等！

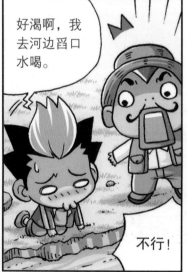

好渴啊，我去河边舀口水喝。

不行！

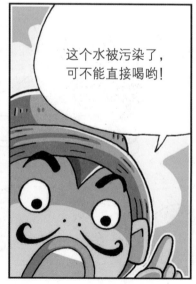

这个水被污染了，可不能直接喝哟！

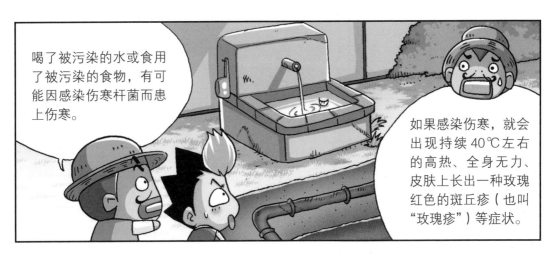

喝了被污染的水或食用了被污染的食物，有可能因感染伤寒杆菌而患上伤寒。

如果感染伤寒，就会出现持续40℃左右的高热、全身无力、皮肤上长出一种玫瑰红色的斑丘疹（也叫"玫瑰疹"）等症状。

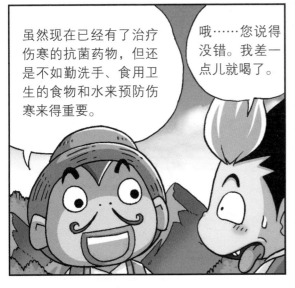

虽然现在已经有了治疗伤寒的抗菌药物，但还是不如勤洗手、食用卫生的食物和水来预防伤寒来得重要。

哦……您说得没错。我差一点儿就喝了。

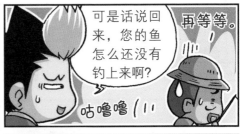

可是话说回来，您的鱼怎么还没有钓上来啊？

再等等。

咕噜噜

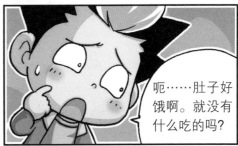

呃……肚子好饿啊。就没有什么吃的吗？

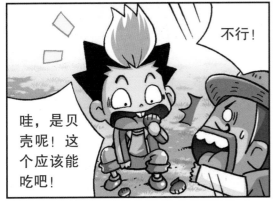

不行！

哇，是贝壳呢！这个应该能吃吧！

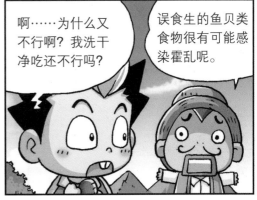

啊……为什么又不行啊？我洗干净吃还不行吗？

误食生的鱼贝类食物很有可能感染霍乱呢。

令人提心吊胆的疾病　　49

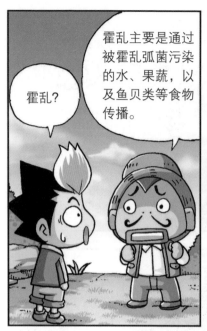

霍乱？

霍乱主要是通过被霍乱弧菌污染的水、果蔬，以及鱼贝类等食物传播。

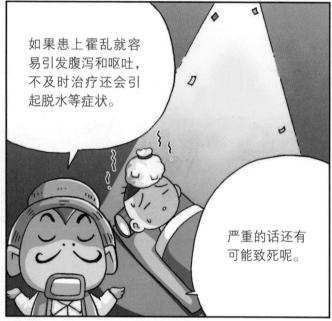

如果患上霍乱就容易引发腹泻和呕吐，不及时治疗还会引起脱水等症状。

严重的话还有可能致死呢。

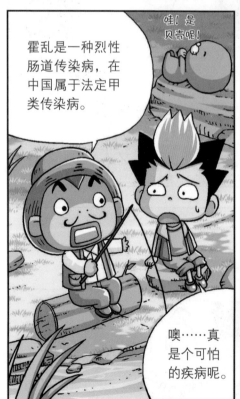

霍乱是一种烈性肠道传染病，在中国属于法定甲类传染病。

哇！是贝壳呢！

噢……真是个可怕的疾病呢。

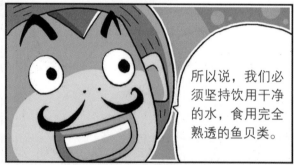

所以说，我们必须坚持饮用干净的水，食用完全熟透的鱼贝类。

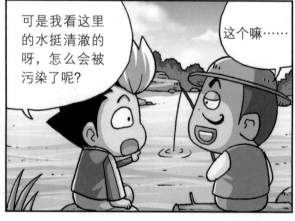

可是我看这里的水挺清澈的呀，怎么会被污染了呢？

这个嘛……

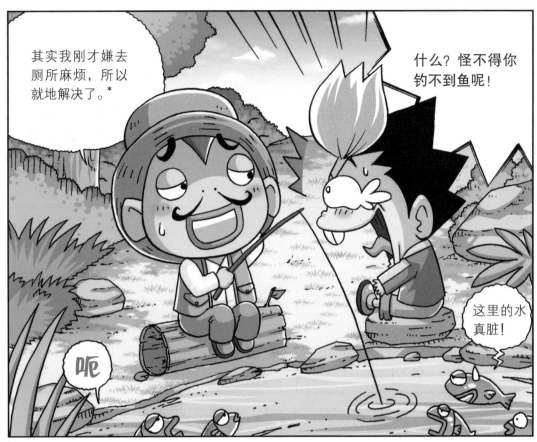

*不良行为，请勿模仿。

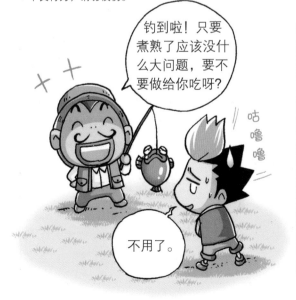

洪灾灾区的警报！

伤寒、霍乱、痢疾等传染病主要是由误食被污染的水或者食物而引起的。此类传染病尤其容易在夏季洪灾暴发的地区广泛传播。这是因为，洪水中包含着各类污染物，而这些污染物一旦污染饮用水和食物就很容易传播疾病。在洪灾灾区，必须饮用煮沸的干净开水，厨具和餐具也应经过高温消毒后使用。

令人提心吊胆的疾病　　**51**

为什么冬季更容易感冒?

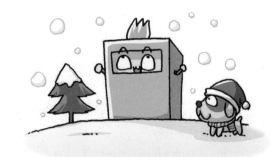

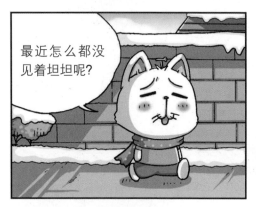

最近怎么都没见着坦坦呢?

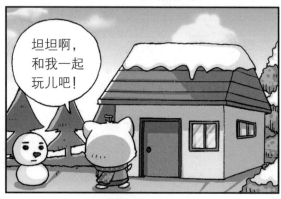

坦坦啊,和我一起玩儿吧!

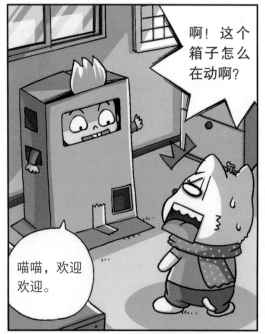

啊!这个箱子怎么在动啊?

喵喵,欢迎欢迎。

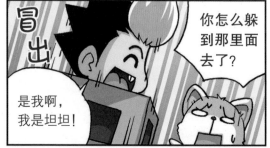

冒出

是我啊,我是坦坦!

你怎么躲到那里面去了?

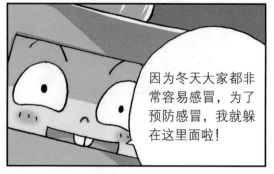

因为冬天大家都非常容易感冒,为了预防感冒,我就躲在这里面啦!

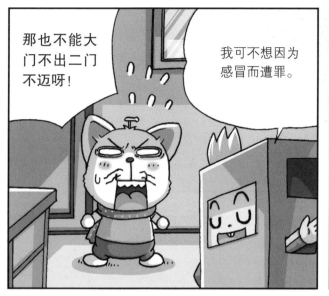

那也不能大门不出二门不迈呀！

我可不想因为感冒而遭罪。

为了不感冒而一直躲在家里的人估计全世界也就你一个了吧。

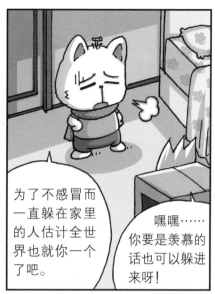

嘿嘿……你要是羡慕的话也可以躲进来呀！

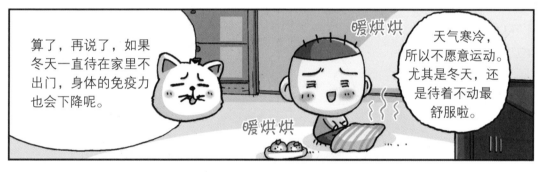

算了，再说了，如果冬天一直待在家里不出门，身体的免疫力也会下降呢。

暖烘烘

暖烘烘

天气寒冷，所以不愿意运动。尤其是冬天，还是待着不动最舒服啦。

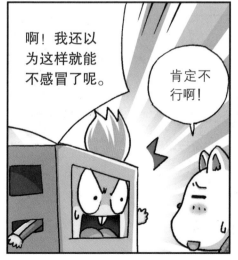

啊！我还以为这样就能不感冒了呢。

肯定不行啊！

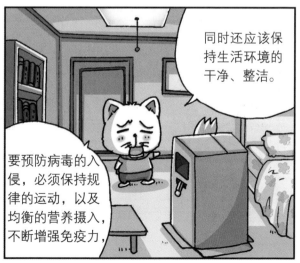

要预防病毒的入侵，必须保持规律的运动，以及均衡的营养摄入，不断增强免疫力，

同时还应该保持生活环境的干净、整洁。

令人提心吊胆的疾病

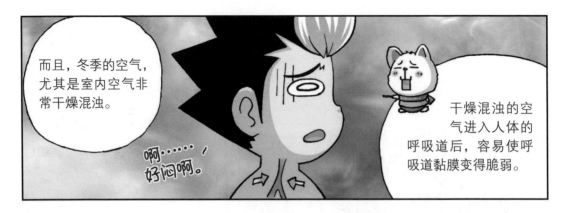

而且，冬季的空气，尤其是室内空气非常干燥混浊。

啊……好闷啊。

干燥混浊的空气进入人体的呼吸道后，容易使呼吸道黏膜变得脆弱。

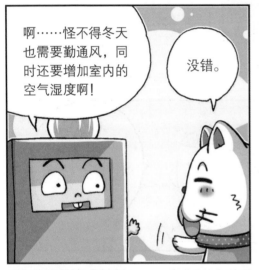

啊……怪不得冬天也需要勤通风，同时还要增加室内的空气湿度啊！

没错。

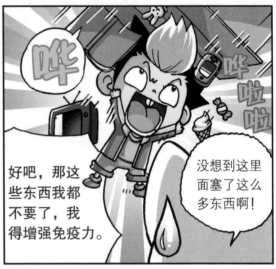

好吧，那这些东西我都不要了，我得增强免疫力。

没想到这里面塞了这么多东西啊！

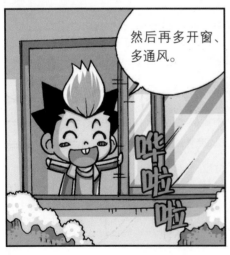

然后再多开窗、多通风。

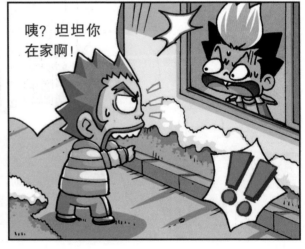

咦？坦坦你在家啊！

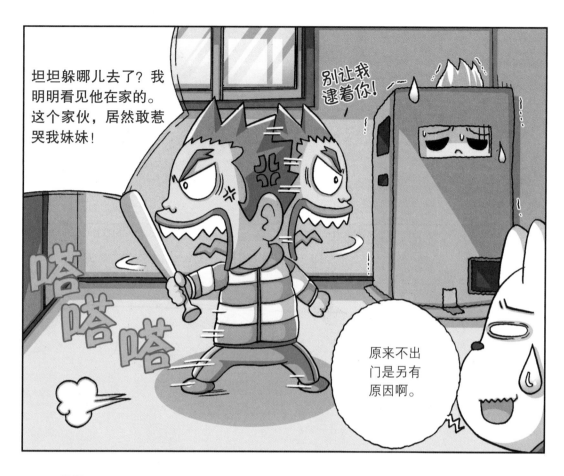

坦坦躲哪儿去了？我明明看见他在家的。这个家伙，居然敢惹哭我妹妹！

别让我逮着你！

原来不出门是另有原因啊。

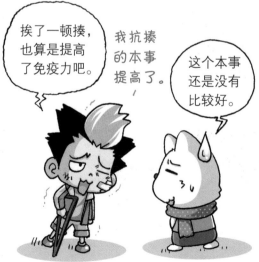

挨了一顿揍，也算是提高了免疫力吧。

我抗揍的本事提高了。

这个本事还是没有比较好。

冬季经常来找麻烦的感冒

人们在南极不容易感冒，这是因为引起感冒的病毒在寒冷的南极很难存活。不过，比起其他季节，人们却更容易在冬天患上感冒。这是因为在寒冷、干燥的天气，感冒病毒更容易入侵人体。想要预防感冒，就应该在冬季及时补充水分，使呼吸道黏膜变得柔软、湿润，还要适当加强锻炼。

令人提心吊胆的疾病

感冒和流感是一回事儿吗?

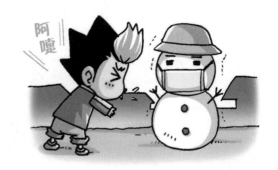

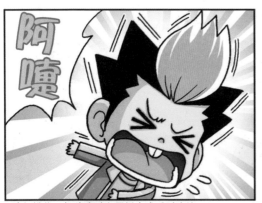

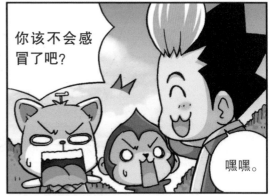

*请勿模仿,打喷嚏时应用纸巾或手肘遮掩。

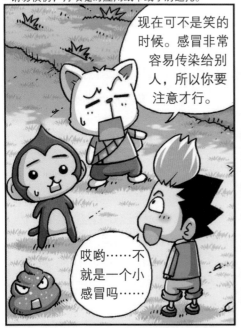

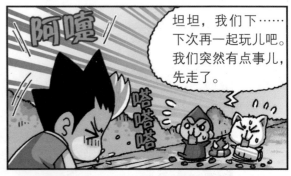

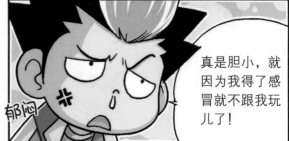

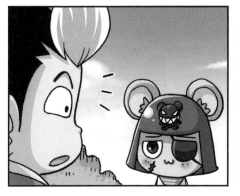

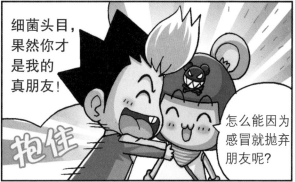

细菌头目，果然你才是我的真朋友！

怎么能因为感冒就抛弃朋友呢？

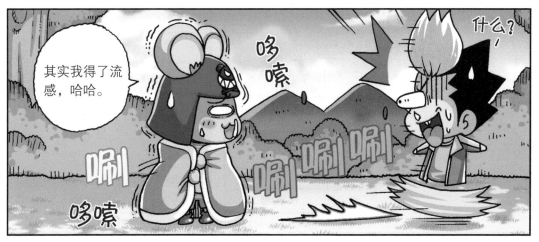

其实我得了流感，哈哈。

哆嗦

什么？

唰 唰唰唰

哆嗦

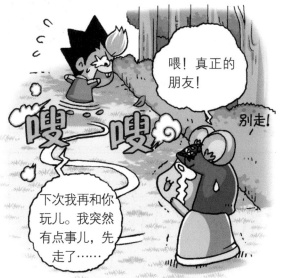

喂！真正的朋友！

嗖 嗖

别走！

下次我再和你玩儿。我突然有点事儿，先走了……

感冒 VS 流感

　　感冒和流感其实是两种不同的疾病。感冒主要由鼻病毒、冠状病毒等病毒引起，而流感则是由流行性感冒病毒引起的。虽然感冒没有预防疫苗，但是流感却可以通过接种疫苗进行预防。儿童和老人等重点人群在流感高发期最好进行疫苗接种。此外，流感还容易引发肺炎等并发症，因此需要注意病情的发展。

令人提心吊胆的疾病

中耳炎的症状是什么？

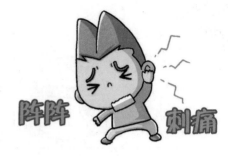

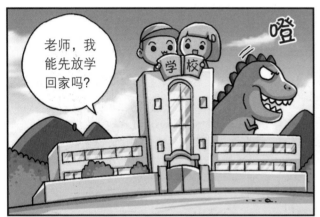

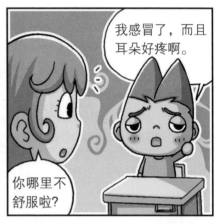

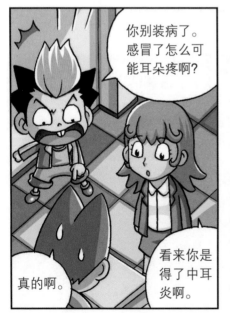

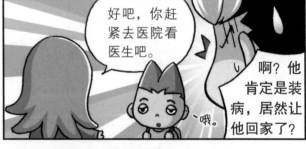

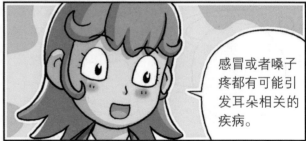

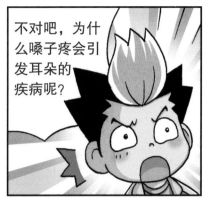

不对吧，为什么嗓子疼会引发耳朵的疾病呢？

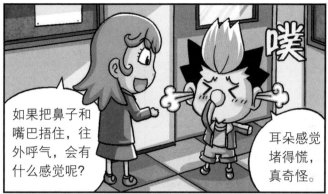

如果把鼻子和嘴巴捂住，往外呼气，会有什么感觉呢？

噗

耳朵感觉堵得慌，真奇怪。

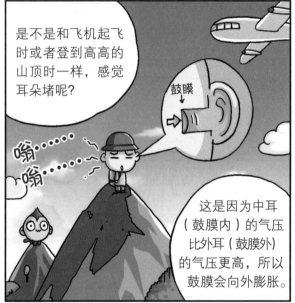

是不是和飞机起飞时或者登到高高的山顶时一样，感觉耳朵堵呢？

鼓膜

嗡……
嗡……

这是因为中耳（鼓膜内）的气压比外耳（鼓膜外）的气压更高，所以鼓膜会向外膨胀。

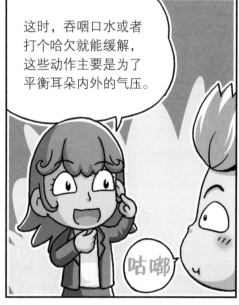

这时，吞咽口水或者打个哈欠就能缓解，这些动作主要是为了平衡耳朵内外的气压。

咕嘟

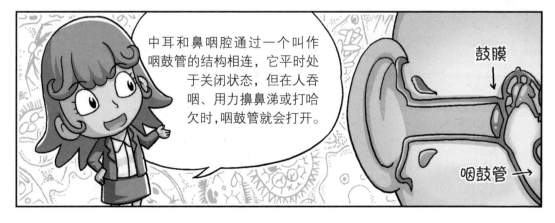

中耳和鼻咽腔通过一个叫作咽鼓管的结构相连，它平时处于关闭状态，但在人吞咽、用力擤鼻涕或打哈欠时，咽鼓管就会打开。

鼓膜

咽鼓管 →

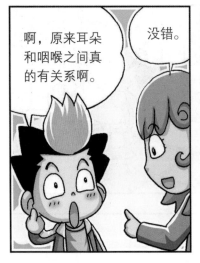

啊，原来耳朵和咽喉之间真的有关系啊。

没错。

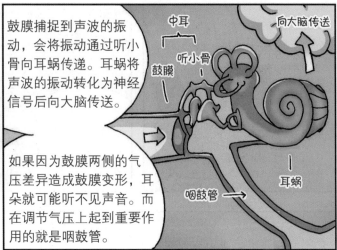

鼓膜捕捉到声波的振动，会将振动通过听小骨向耳蜗传递。耳蜗将声波的振动转化为神经信号后向大脑传送。

中耳
向大脑传送
听小骨
鼓膜
咽鼓管
耳蜗

如果因为鼓膜两侧的气压差异造成鼓膜变形，耳朵就可能听不见声音。而在调节气压上起到重要作用的就是咽鼓管。

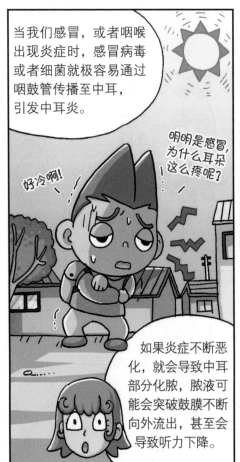

当我们感冒，或者咽喉出现炎症时，感冒病毒或者细菌就极容易通过咽鼓管传播至中耳，引发中耳炎。

好冷啊！

明明是感冒，为什么耳朵这么疼呢？

如果炎症不断恶化，就会导致中耳部分化脓，脓液可能会突破鼓膜不断向外流出，甚至会导致听力下降。

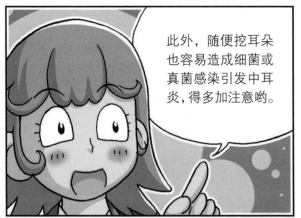

此外，随便挖耳朵也容易造成细菌或真菌感染引发中耳炎，得多加注意哟。

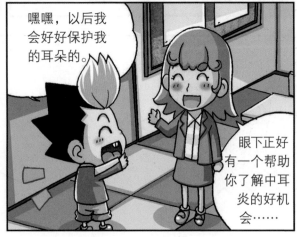

嘿嘿，以后我会好好保护我的耳朵的。

眼下正好有一个帮助你了解中耳炎的好机会……

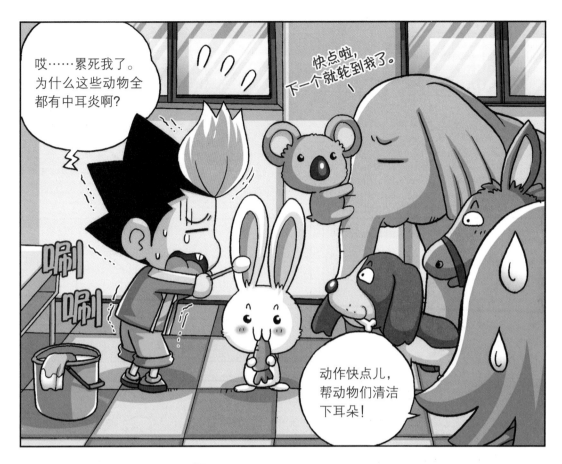

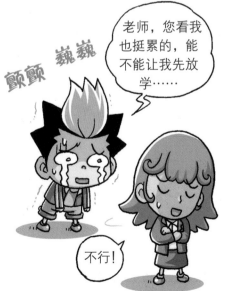

耳屎是有用的灰尘团子

耳屎是外耳道的分泌物、灰尘和脱落的角质等混合形成的。有些人认为耳屎很脏，所以会经常掏耳朵。其实耳屎有着保护外耳道的作用。耳屎不仅可以防止细菌入侵，还能防止异物进入外耳道深部，所以经常掏耳朵反而对耳朵不好。耳屎会随着我们说话或咀嚼食物等动作自然而然地掉出耳外。

久坐马桶真的会得痔疮吗？

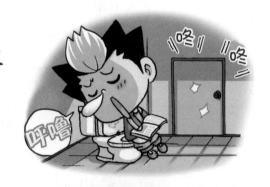

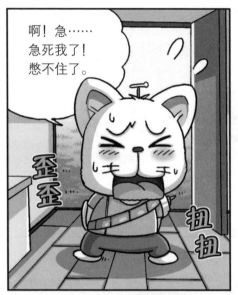

啊！急……
急死我了！
憋不住了。

歪……
歪

扭
扭

小小少年，很少烦恼，眼望四周阳光照……

厕所

坦坦在里面啊！

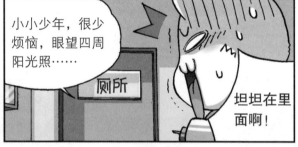

一旦坦坦开始上厕所，至少需要10分钟呢。

我实在是憋不住了。

咕噜噜噜噜

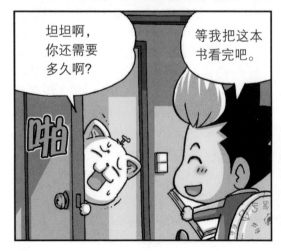

坦坦啊，你还需要多久啊？

等我把这本书看完吧。

啪

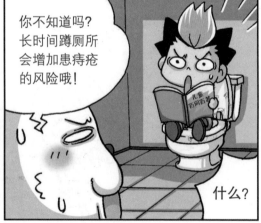

你不知道吗？长时间蹲厕所会增加患痔疮的风险哦！

儿童百问百答

什么？

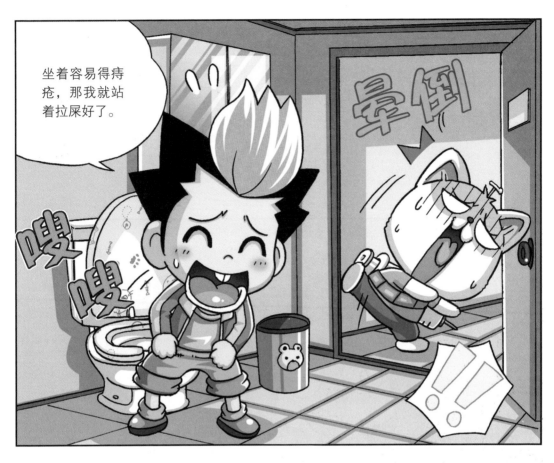

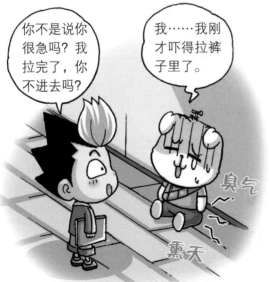

令人提心吊胆的疾病

为什么春天更容易过敏?

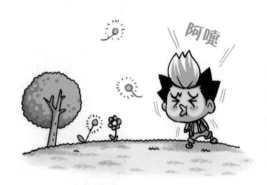

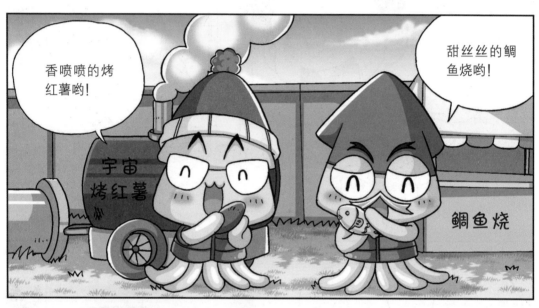

香喷喷的烤红薯哟!

甜丝丝的鲷鱼烧哟!

宇宙烤红薯

鲷鱼烧

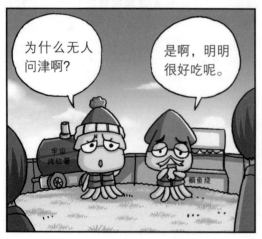

为什么无人问津啊?

是啊,明明很好吃呢。

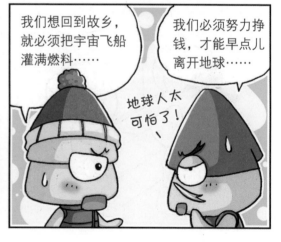

我们想回到故乡,就必须把宇宙飞船灌满燃料……

我们必须努力挣钱,才能早点儿离开地球……

地球人太可怕了!

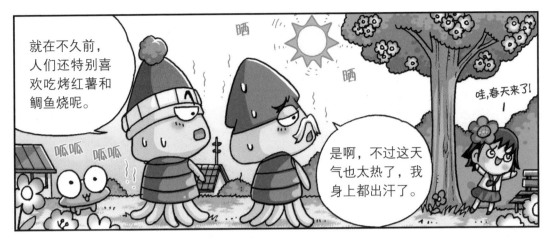

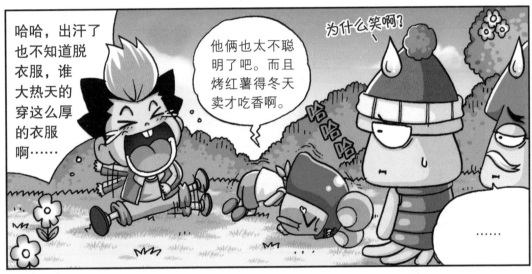

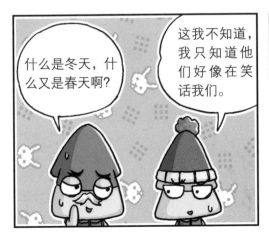

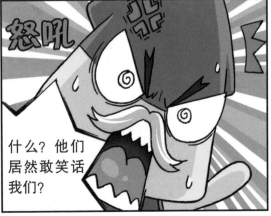

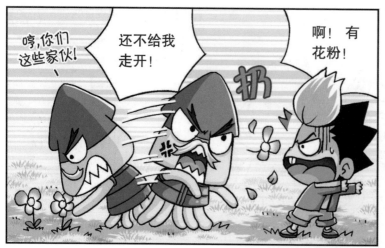

哼,你们这些家伙!

还不给我走开!

扔

啊!有花粉!

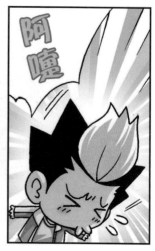

阿嚏

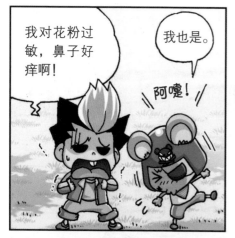

我对花粉过敏,鼻子好痒啊!

我也是。

阿嚏!

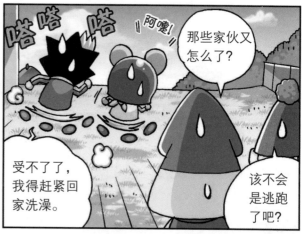

嗒嗒嗒

阿嚏!

那些家伙又怎么了?

受不了了,我得赶紧回家洗澡。

该不会是逃跑了吧?

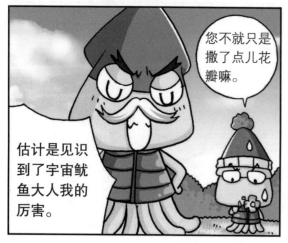

您不就只是撒了点儿花瓣嘛。

估计是见识到了宇宙鱿鱼大人我的厉害。

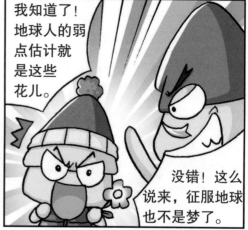

我知道了!地球人的弱点估计就是这些花儿。

没错!这么说来,征服地球也不是梦了。

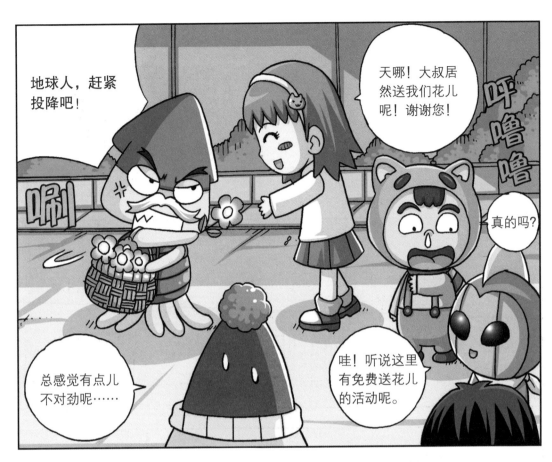

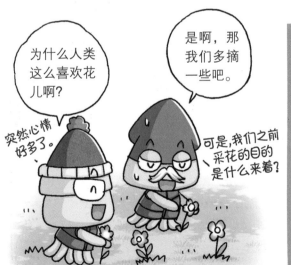

令人提心吊胆的疾病

人类也会患上狂犬病吗？

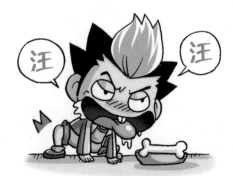

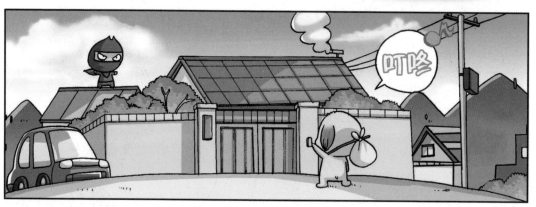

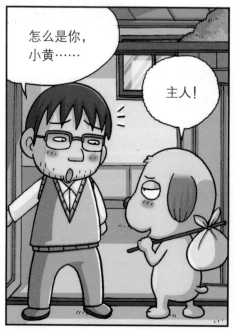

怎么是你，小黄……

主人！

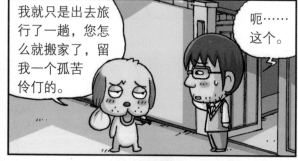

我就只是出去旅行了一趟，您怎么就搬家了，留我一个孤苦伶仃的。

呃……这个。

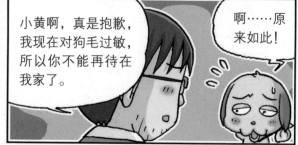

小黄啊，真是抱歉，我现在对狗毛过敏，所以你不能再待在我家了。

啊……原来如此！

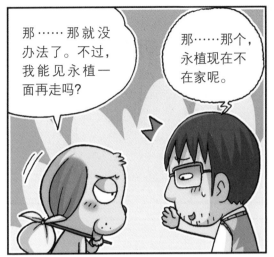

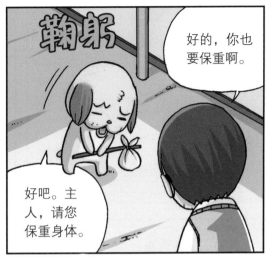

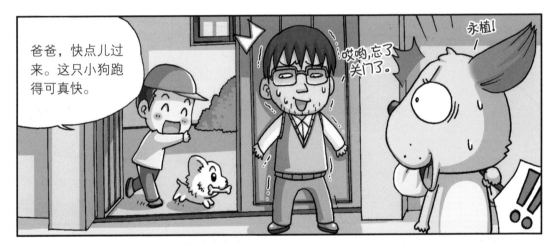

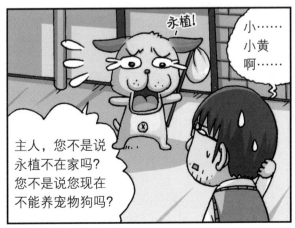

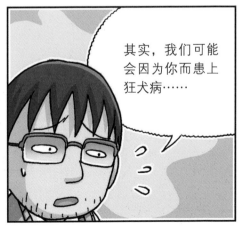

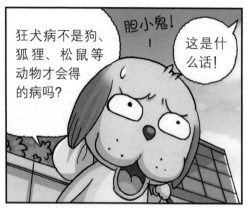

狂犬病不是狗、狐狸、松鼠等动物才会得的病吗？

胆小鬼！！

这是什么话！

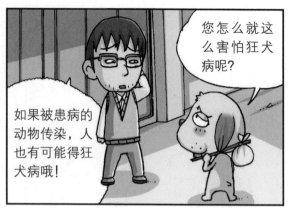

您怎么就这么害怕狂犬病呢？

如果被患病的动物传染，人也有可能得狂犬病哦！

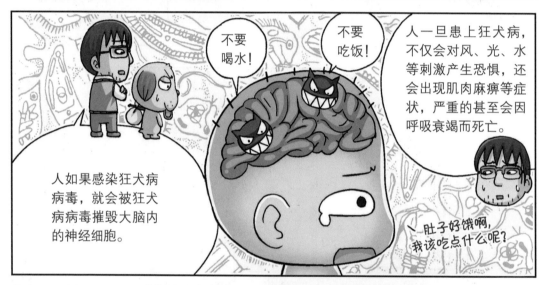

不要喝水！

不要吃饭！

人一旦患上狂犬病，不仅会对风、光、水等刺激产生恐惧，还会出现肌肉麻痹等症状，严重的甚至会因呼吸衰竭而死亡。

人如果感染狂犬病病毒，就会被狂犬病病毒摧毁大脑内的神经细胞。

肚子好饿啊，我该吃点什么呢？

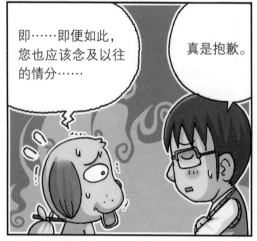

即……即便如此，您也应该念及以往的情分……

真是抱歉。

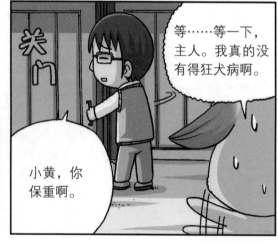

关门

等……等一下，主人。我真的没有得狂犬病啊。

小黄，你保重啊。

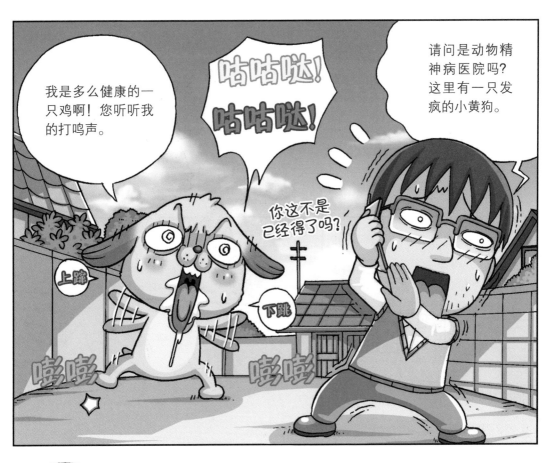

必须接种的狂犬病疫苗

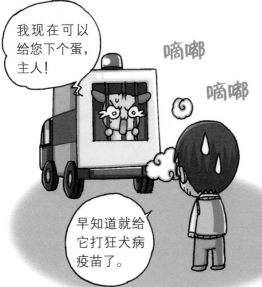

狂犬病是一种病毒性疾病。狂犬病不仅狗会得，浣熊、狐狸等哺乳动物也会得，并能将狂犬病病毒传染给人类。人类一旦患了狂犬病，就会被狂犬病病毒摧毁神经系统，死亡率极高。第一支狂犬病疫苗由法国微生物学家巴斯德于1885年研制成功。

红眼病是怎样传染的?

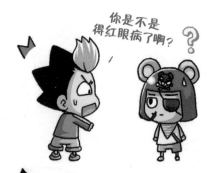

你是不是得红眼病了啊?

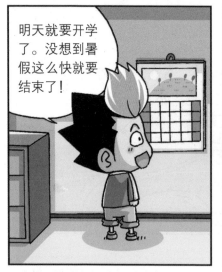

明天就要开学了。没想到暑假这么快就要结束了!

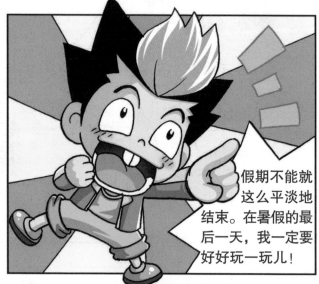

假期不能就这么平淡地结束。在暑假的最后一天,我一定要好好玩一玩儿!

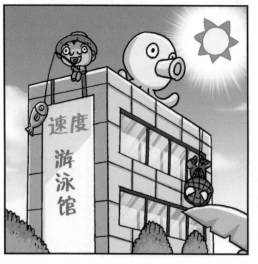

速度游泳馆

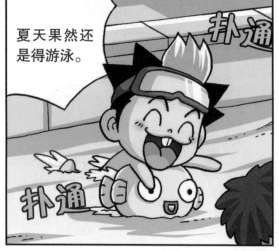

夏天果然还是得游泳。

扑通

扑通

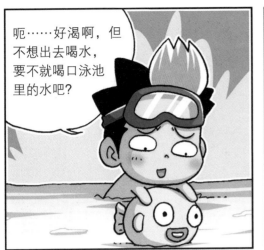

呃……好渴啊，但不想出去喝水，要不就喝口泳池里的水吧？

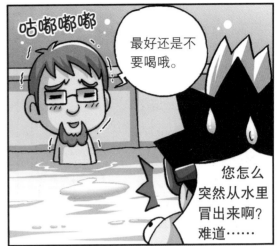

咕嘟嘟嘟

最好还是不要喝哦。

您怎么突然从水里冒出来啊？难道……

* 不良行为，请勿模仿。

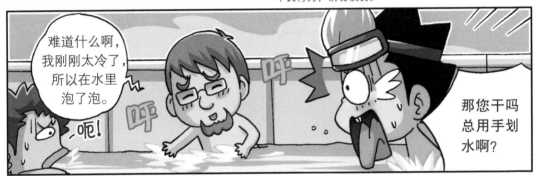

难道什么啊，我刚刚太冷了，所以在水里泡了泡。

呼

呼

呃！

那您干吗总用手划水啊？

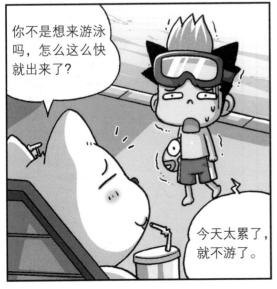

你不是想来游泳吗，怎么这么快就出来了？

今天太累了，就不游了。

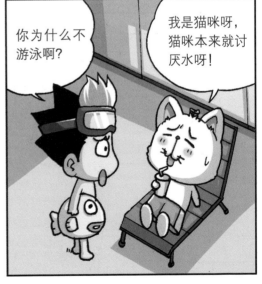

你为什么不游泳啊？

我是猫咪呀，猫咪本来就讨厌水呀！

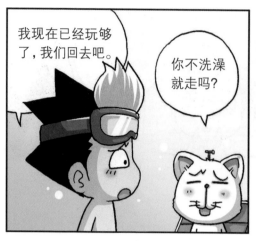

我现在已经玩够了，我们回去吧。

你不洗澡就走吗？

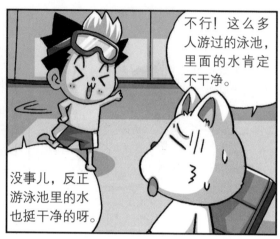

不行！这么多人游过的泳池，里面的水肯定不干净。

没事儿，反正游泳池里的水也挺干净的呀。

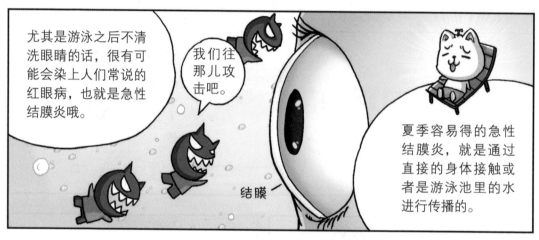

尤其是游泳之后不清洗眼睛的话，很有可能会染上人们常说的红眼病，也就是急性结膜炎哦。

我们往那儿攻击吧。

结膜

夏季容易得的急性结膜炎，就是通过直接的身体接触或者是游泳池里的水进行传播的。

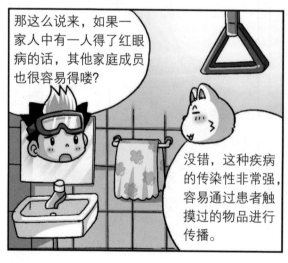

那这么说来，如果一家人中有一人得了红眼病的话，其他家庭成员也很容易得喽？

没错，这种疾病的传染性非常强，容易通过患者触摸过的物品进行传播。

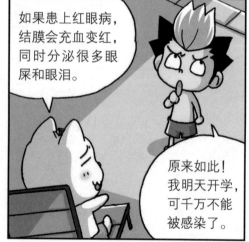

如果患上红眼病，结膜会充血变红，同时分泌很多眼屎和眼泪。

原来如此！我明天开学，可千万不能被感染了。

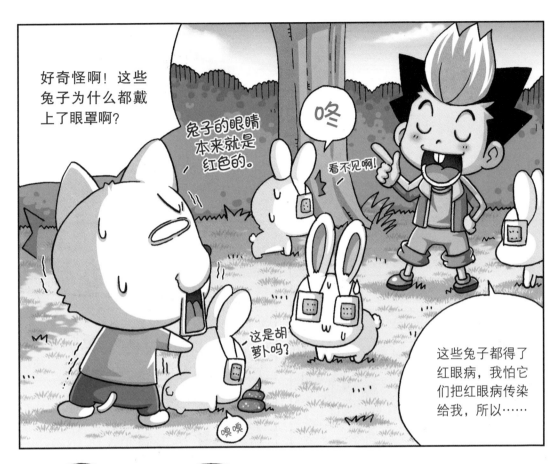

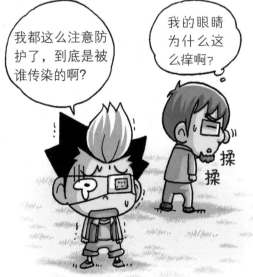

传染性强的红眼病

我们最容易患上的眼疾之一就是红眼病。红眼病是一种急性结膜炎，一旦感染，患者应采取一定的隔离措施。患上红眼病，眼睛容易浮肿充血，患者会总感觉眼内有异物，同时眼睛的分泌物会增多。日常注意多洗手、不用手和衣袖擦眼睛、健康用眼等，都可以有效预防红眼病。

麻疹得过一次就不会再得了吗?

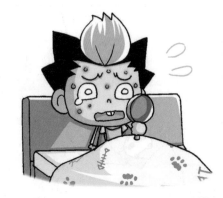

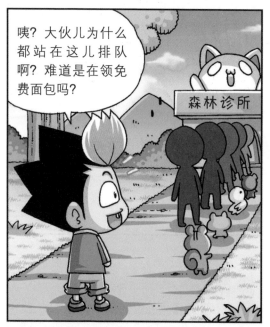

咦? 大伙儿为什么都站在这儿排队啊? 难道是在领免费面包吗?

森林诊所

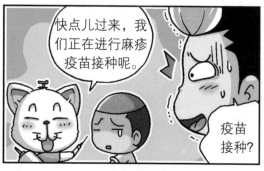

快点儿过来, 我们正在进行麻疹疫苗接种呢。

疫苗接种?

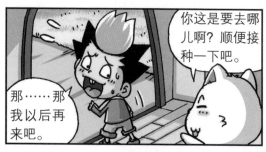

你这是要去哪儿啊? 顺便接种一下吧。

那……那我以后再来吧。

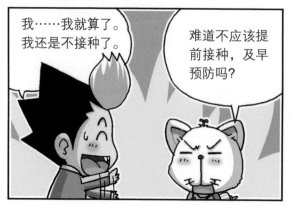

我……我就算了。我还是不接种了。

难道不应该提前接种, 及早预防吗?

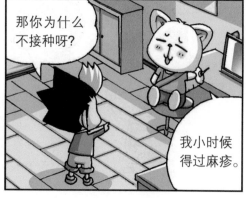

那你为什么不接种呀?

我小时候得过麻疹。

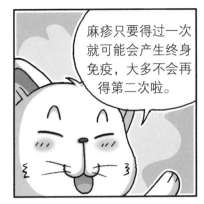

麻疹只要得过一次就可能会产生终身免疫，大多不会再得第二次啦。

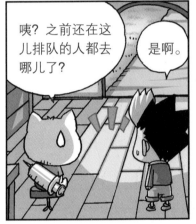

咦？之前还在这儿排队的人都去哪儿了？

是啊。

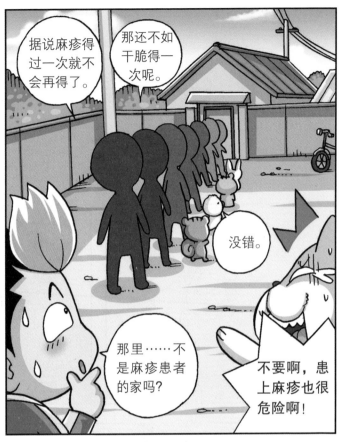

据说麻疹得过一次就不会再得了。

那还不如干脆得一次呢。

没错。

那里……不是麻疹患者的家吗？

不要啊，患上麻疹也很危险啊！

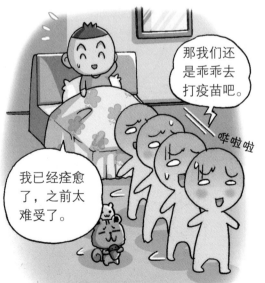

那我们还是乖乖去打疫苗吧。

我已经痊愈了，之前太难受了。

哗啦啦

得过一次就不会再得的疾病

麻疹是一种常见的传染病，而且可以通过注射疫苗有效预防。得过麻疹的人体会产生免疫，所以它可以称作得过一次就不会再得的疾病。患上麻疹后，会产生发热、流鼻涕、咳嗽等症状，身体和面部会出现小块红色斑点。麻疹一般是通过麻疹患者的喷嚏或唾液中的麻疹病毒进行传播。

令人提心吊胆的疾病

为什么会头痛？

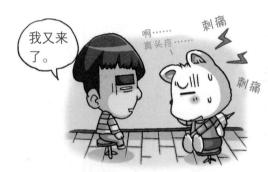

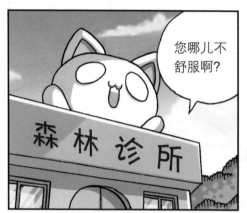

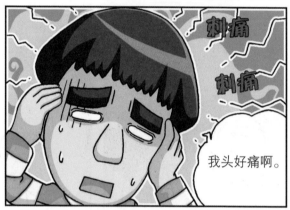

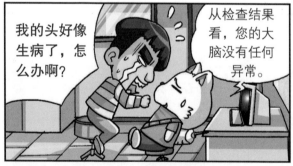

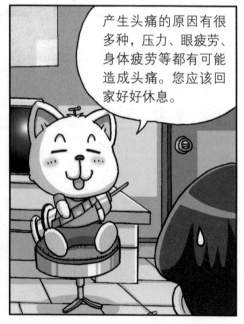

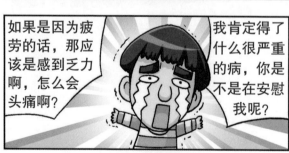

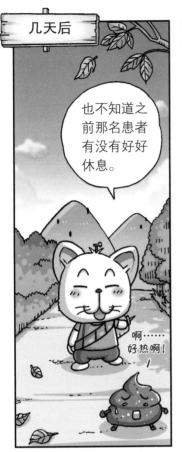

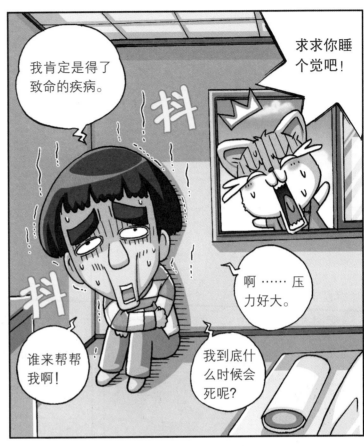

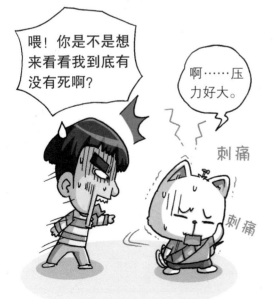

产生头痛的多种原因

产生头痛的原因多种多样，最常见的是紧张性头痛。紧张性头痛主要由压力过大、过度疲劳、心情不佳或者抑郁所导致，严重时需要前往医院进行治疗。保持平和的心情和怡然自得的生活态度也有助于缓解头痛。

为什么会长蛀牙？

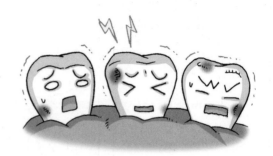

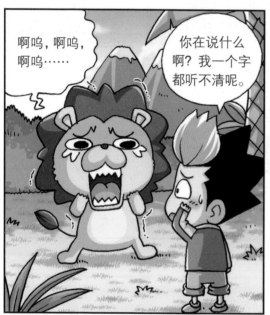

啊呜，啊呜，啊呜……

你在说什么啊？我一个字都听不清呢。

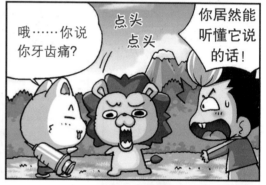

哦……你说你牙齿痛？

点头点头

你居然能听懂它说的话！

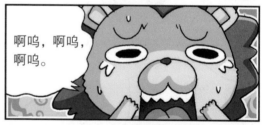

啊呜，啊呜，啊呜。

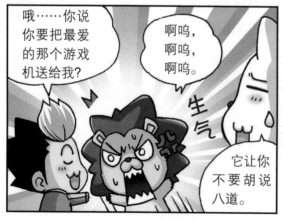

哦……你说你要把最爱的那个游戏机送给我？

啊呜，啊呜，啊呜。

生气

它让你不要胡说八道。

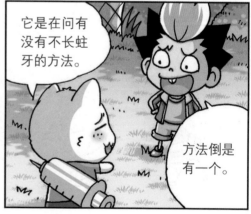

它是在问有没有不长蛀牙的方法。

方法倒是有一个。

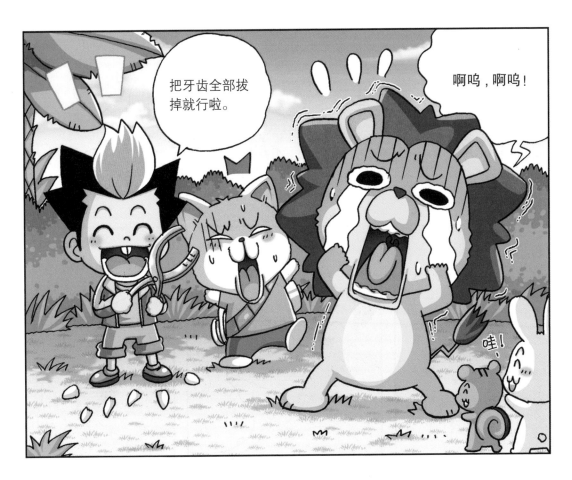

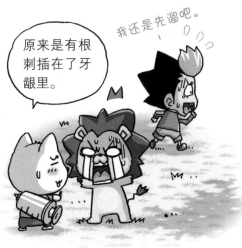

蛀牙是怎么产生的?

　　食物残渣（尤其是蔗糖）在口腔内经细菌发酵作用会产生酸性物质。这些酸性物质会腐蚀牙釉质，使牙釉质表面脱钙、软化、崩解，形成浅浅的牙洞，这就是蛀牙。所以，我们在用餐后应该及时刷牙，并少吃甜食。

哮喘会产生什么症状？

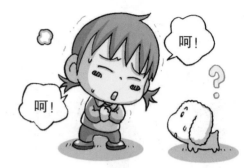

呵！

呵！

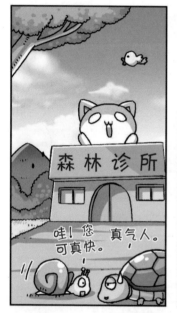

森林诊所

哇！您真气人。可真快。

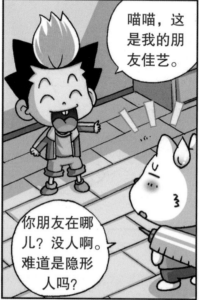

喵喵，这是我的朋友佳艺。

你朋友在哪儿？没人啊。难道是隐形人吗？

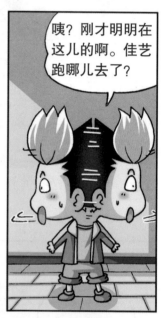

咦？刚才明明在这儿的啊。佳艺跑哪儿去了？

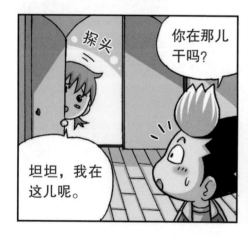

探头

你在那儿干吗？

坦坦，我在这儿呢。

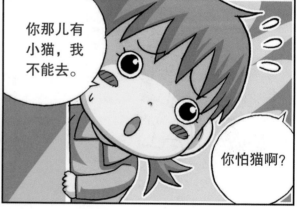

你那儿有小猫，我不能去。

你怕猫啊？

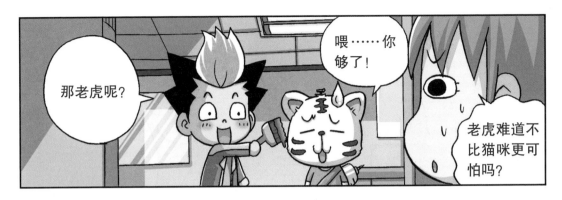

那老虎呢?

喂……你够了!

老虎难道不比猫咪更可怕吗?

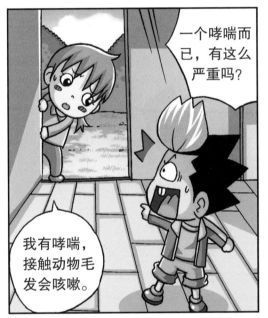

一个哮喘而已,有这么严重吗?

我有哮喘,接触动物毛发会咳嗽。

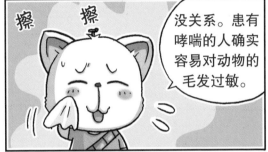

擦 擦

没关系。患有哮喘的人确实容易对动物的毛发过敏。

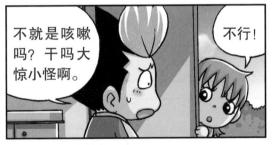

不就是咳嗽吗?干吗大惊小怪啊。

不行!

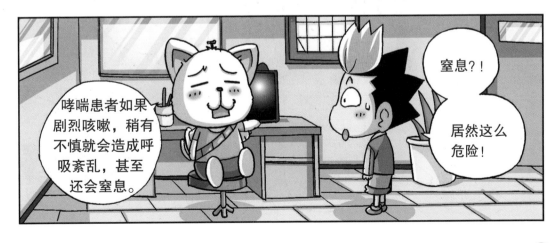

哮喘患者如果剧烈咳嗽,稍有不慎就会造成呼吸紊乱,甚至还会窒息。

窒息?!

居然这么危险!

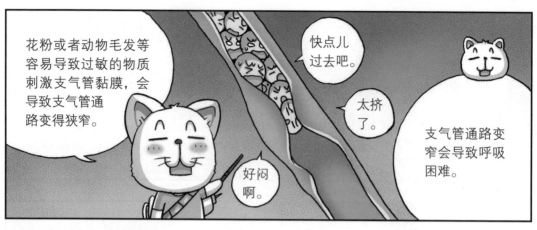

花粉或者动物毛发等容易导致过敏的物质刺激支气管黏膜，会导致支气管通路变得狭窄。

好闷啊。

快点儿过去吧。

太挤了。

支气管通路变窄会导致呼吸困难。

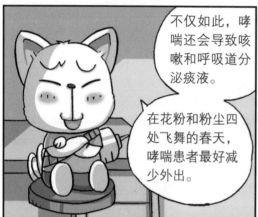

不仅如此，哮喘还会导致咳嗽和呼吸道分泌痰液。

在花粉和粉尘四处飞舞的春天，哮喘患者最好减少外出。

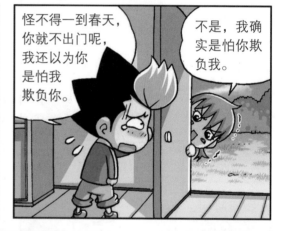

怪不得一到春天，你就不出门呢，我还以为你是怕我欺负你。

不是，我确实是怕你欺负我。

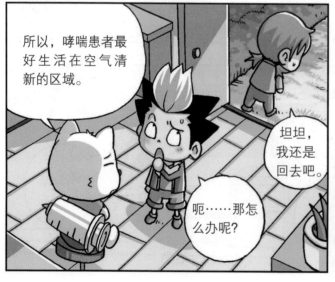

所以，哮喘患者最好生活在空气清新的区域。

坦坦，我还是回去吧。

呃……那怎么办呢？

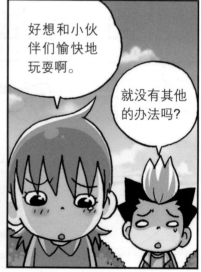

好想和小伙伴们愉快地玩耍啊。

就没有其他的办法吗？

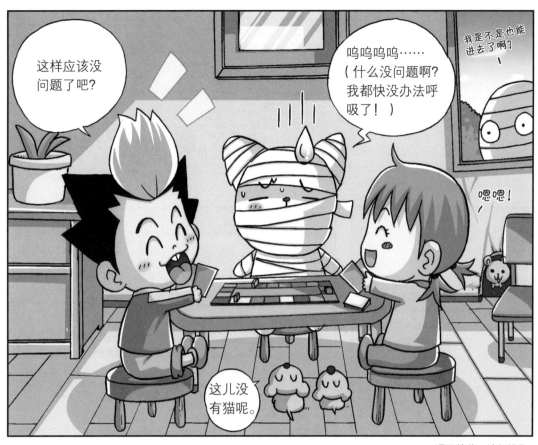

* 漫画情节，请勿模仿。

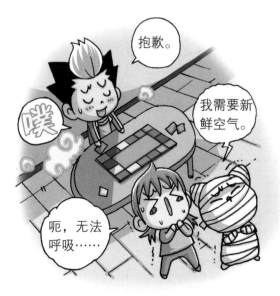

春天需要格外注意的哮喘

　　调查显示，每100人中大约有4人患有哮喘，这是一种常见的慢性病，主要由气道慢性炎症引发。当哮喘患者的支气管遭受到了灰尘、虫螨、动物毛发、花粉等变应原的刺激，就会出现支气管收缩变窄，甚至痉挛的症状。因此在花粉肆虐的春天，哮喘患者的症状容易加重，必须更加注意。

过敏性鼻炎有什么症状?

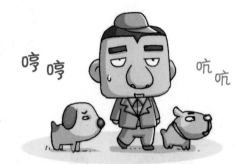

哼 哼

吭 吭

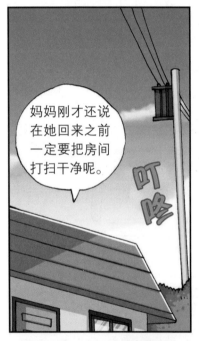

妈妈刚才还说在她回来之前一定要把房间打扫干净呢。

叮咚

坦坦，你父母不在家吗？

不在家呢，舅舅有什么事儿吗？

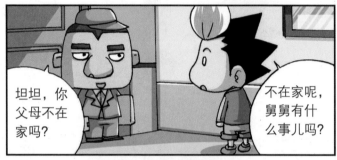

我来拿东西，清单在这儿。

他们……吭咻……什么时候……能回来啊？吭咻……

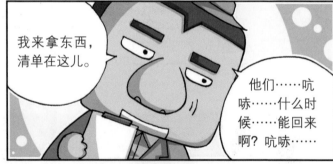

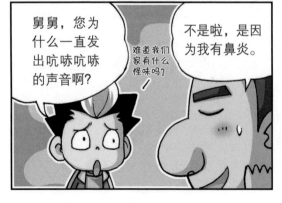

舅舅，您为什么一直发出吭咻吭咻的声音啊？

难道我们家有什么怪味吗？

不是啦，是因为我有鼻炎。

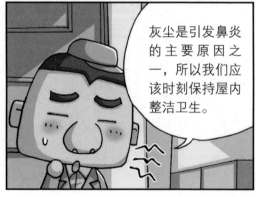

灰尘是引发鼻炎的主要原因之一，所以我们应该时刻保持屋内整洁卫生。

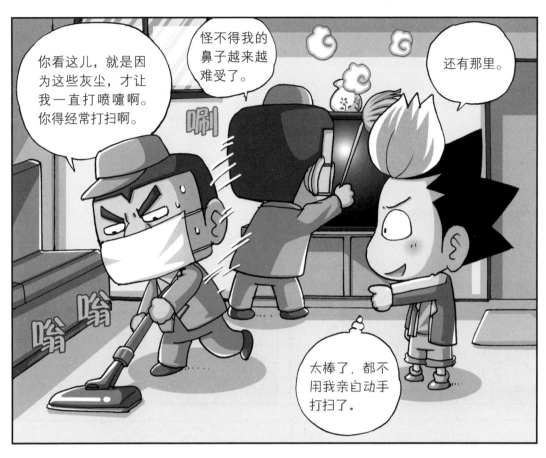

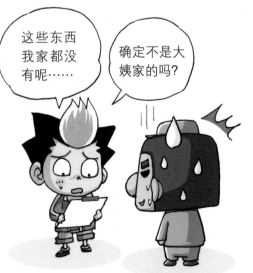

过敏性鼻炎产生的原因

　　过敏性鼻炎*主要是由变应原（粉尘、花粉、动物毛发等）进入鼻腔内造成的急性鼻炎。过敏性鼻炎会引起打喷嚏、流鼻涕、咳嗽，以及头痛等症状。花粉纷飞的时期，过敏性鼻炎患者应该减少外出，同时尽量保持屋内整洁卫生。过敏性鼻炎如果不及时治疗，很容易引发鼻窦炎和中耳炎。

*过敏性鼻炎：也叫变应性鼻炎。

令人提心吊胆的疾病

痘痘会传染吗?

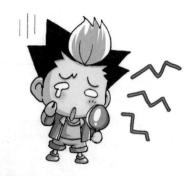

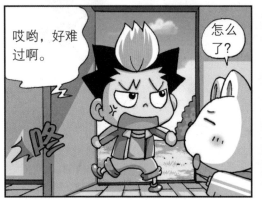

哎哟,好难过啊。

怎么了?

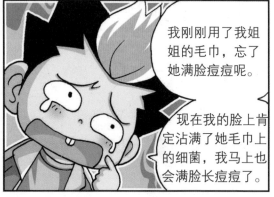

我刚刚用了我姐姐的毛巾,忘了她满脸痘痘呢。

现在我的脸上肯定沾满了她毛巾上的细菌,我马上也会满脸长痘痘了。

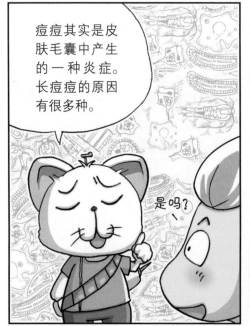

痘痘其实是皮肤毛囊中产生的一种炎症。长痘痘的原因有很多种。

是吗?

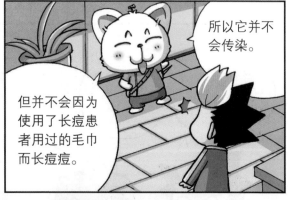

所以它并不会传染。

但并不会因为使用了长痘患者用过的毛巾而长痘痘。

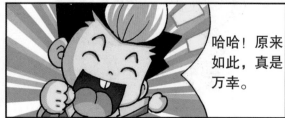

哈哈!原来如此,真是万幸。

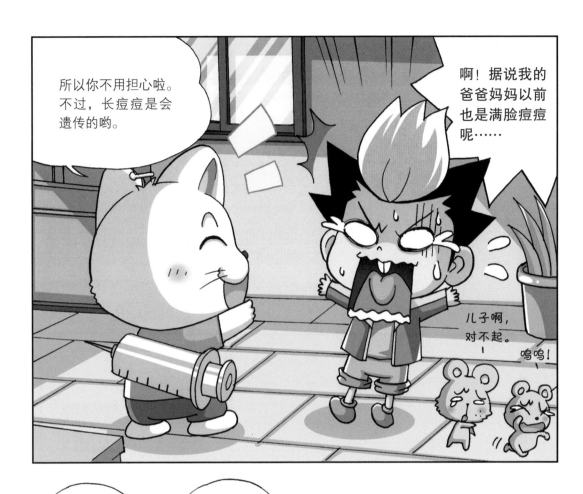

所以你不用担心啦。不过，长痘痘是会遗传的哟。

啊！据说我的爸爸妈妈以前也是满脸痘痘呢……

儿子啊，对不起。

呜呜！

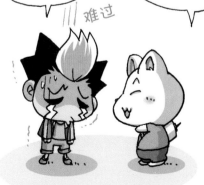

我是不是马上就要满脸长痘痘了啊？

难过

不用担心！一般来说，等你长大成人，痘痘就会自动消失的。

产生青春痘的原因

痘痘即痤疮，它的产生与遗传、饮食习惯、心理压力，以及激素水平等多种因素有关。由于痘痘好发于青少年，因此也被叫作青春痘。青春期的痘痘主要由雄性激素水平升高造成的皮脂腺分泌过多引起。

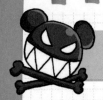

和可怕病魔做斗争的医学家

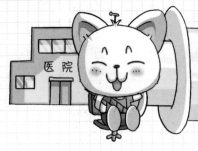

在人类平均寿命不断延长的背后，少不了那些和可怕病魔做斗争的医学家们的贡献。下面是一些帮助人类战胜可怕疾病的医学家们，让我们来认识一下吧！

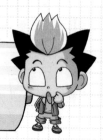

张仲景（约 150—约 219 年）
"勤求古训，博采众方。"

东汉末年，战乱四起，疫病流行。张仲景从小就有学医救民的志向。他不仅有精湛的医术，还广泛收集医方，写出了传世巨著《伤寒杂病论》。这是中国医学史上影响最大的著作之一，也是后人研习中医必备的经典著作。《伤寒杂病论》创造性地提出了辨证施治的方法，奠定了后世中医临床学的理论基础。张仲景被后人尊称为"医圣"。

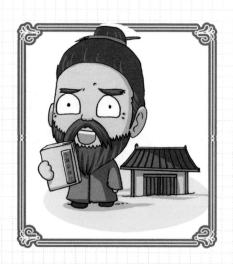

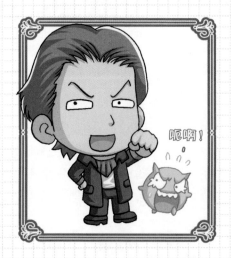

爱德华·詹纳（1749—1823 年）
"让我来征服天花病毒！"

1796 年，英国医学家詹纳发现，感染牛痘的患者不会感染天花病毒。虽然感染牛痘也会长水疱，但是比起夺走无数人性命的天花来说，牛痘不算是非常严重的疾病。基于这个事实，詹纳发明了牛痘疫苗。他从牛痘患者身上的疱疹中提取了脓液，注射在了一名少年身上，使其成功获得了对天花病毒的免疫力。

路易斯·巴斯德（1822—1895 年）

"我是细菌捕手！"

　　1879 年，法国化学家巴斯德从患有鸡霍乱的鸡身上提取出细菌，降低细菌毒性后再注入健康的鸡体内，被注射的鸡成功实现了对鸡霍乱的免疫。于是，他开始研究通过疫苗接种来预防传染病。两年后，他成功论证了疫苗接种法对家畜炭疽病的预防效果。此外，他还于 1885 年成功研制出狂犬病疫苗，带领人类走出了狂犬病的阴霾。

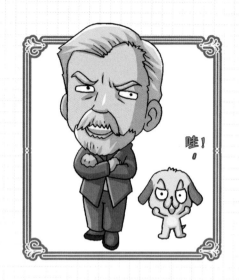

罗伯特·科赫（1843—1910 年）

"我和巴斯德一起开创了细菌学的基础！"

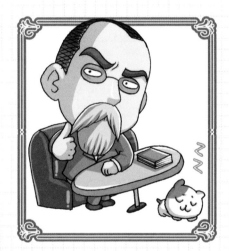

　　出生在德国的科赫主张所有的传染病都有各自特定的病原体。虽然这个说法在现在看来理所当然，但在当时，却十分不被大众接受。科赫发现了结核分枝杆菌和霍乱弧菌，并从结核分枝杆菌中成功分离出结核菌素，发明结核菌素试验。

亚历山大·弗莱明（1881—1955 年）

"我从霉菌中找到了'世纪神药'。"

　　1928 年，英国微生物学家弗莱明发现，自己实验室培养的葡萄球菌器皿上长有青霉的地方不会生长细菌。弗莱明发现这种青霉可以杀死细菌。若干年后，他发现了"青霉素"这个世纪神药，挽救了无数人的生命。

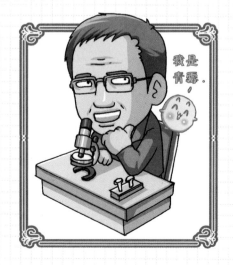

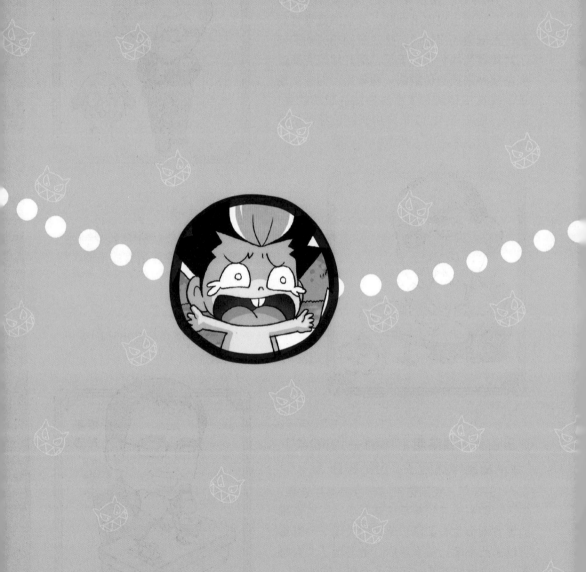

令人闻风丧胆的
疾病

感染埃博拉病毒后会出现什么症状？

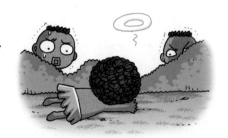

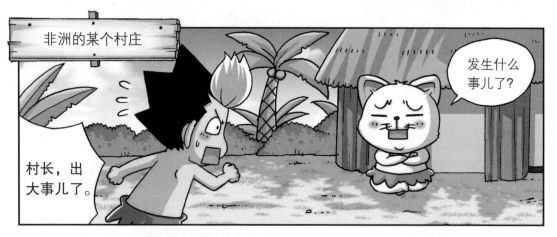

非洲的某个村庄

村长，出大事儿了。

发生什么事儿了？

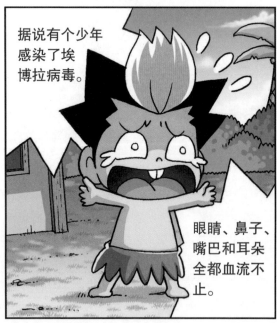

据说有个少年感染了埃博拉病毒。

眼睛、鼻子、嘴巴和耳朵全都血流不止。

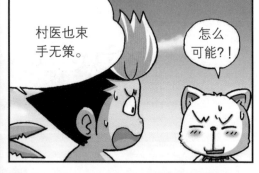

村医也束手无策。

怎么可能？！

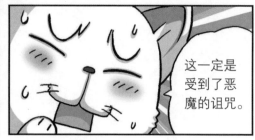

这一定是受到了恶魔的诅咒。

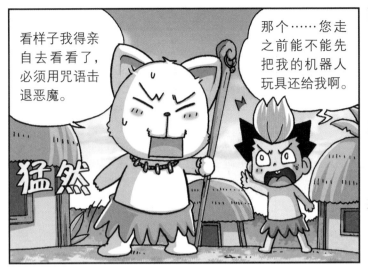

看样子我得亲自去看看了，必须用咒语击退恶魔。

那个……您走之前能不能先把我的机器人玩具还给我啊。

猛然

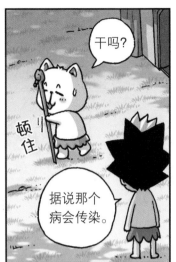

干吗？

顿住

据说那个病会传染。

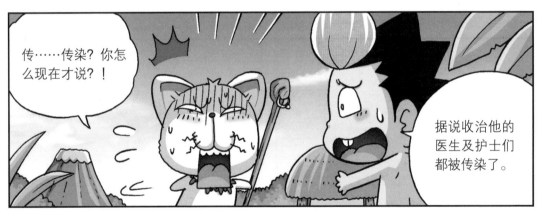

传……传染？你怎么现在才说？！

据说收治他的医生及护士们都被传染了。

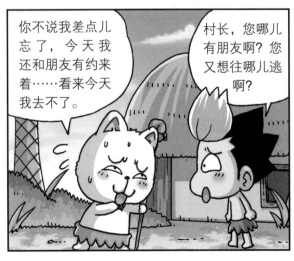

你不说我差点儿忘了，今天我还和朋友有约来着……看来今天我去不了。

村长，您哪儿有朋友啊？您又想往哪儿逃啊？

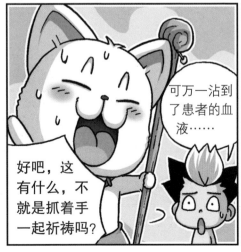

好吧，这有什么，不就是抓着手一起祈祷吗？

可万一沾到了患者的血液……

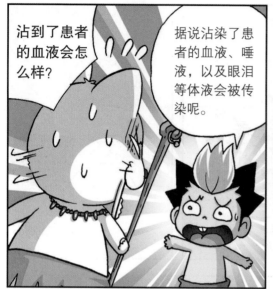

沾到了患者的血液会怎么样？

据说沾染了患者的血液、唾液，以及眼泪等体液会被传染呢。

而且，一旦感染这种病毒，全身的组织和细胞都会坏死，致死率奇高，达90%呢，是一种非常可怕的传染病。

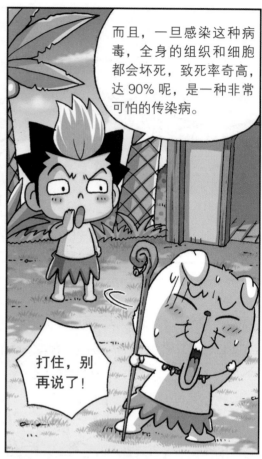

打住，别再说了！

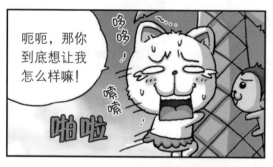

呃呃，那你到底想让我怎么样嘛！

哆哆 嚓嚓

啪啦

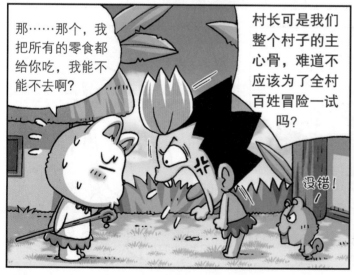

那……那个，我把所有的零食都给你吃，我能不能不去啊？

村长可是我们整个村子的主心骨，难道不应该为了全村百姓冒险一试吗？

没错！

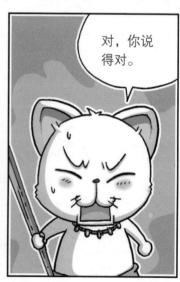

对，你说得对。

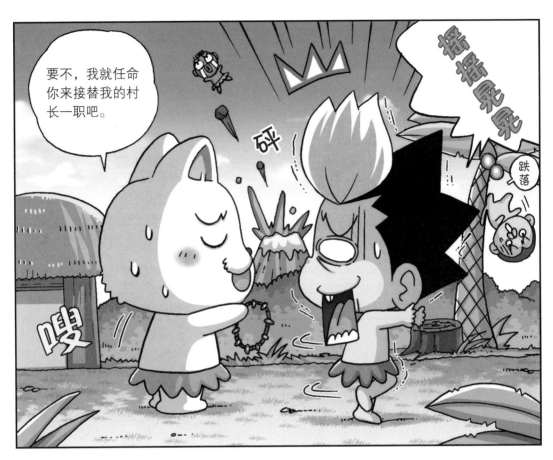

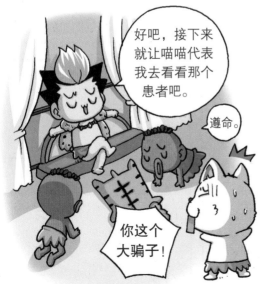

可怕的传染病

起初，人们普遍认为埃博拉病毒是从猴子身上传播过来的，但目前还没有发现明确的证据证明该病毒的来源。由于有的患者有食用蝙蝠和野猪肉的习俗，所以有人认为埃博拉病毒是从这些动物身上传来的。还有一些人主张，由于人类的过度开发，使得大自然"制造"了一些超强的病毒"报复"人类。

令人闻风丧胆的疾病

什么是出血热？

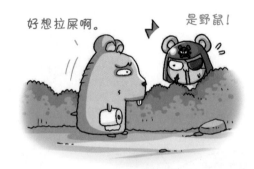

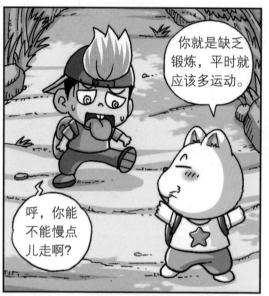

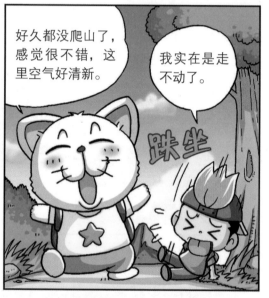

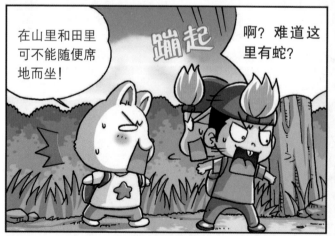

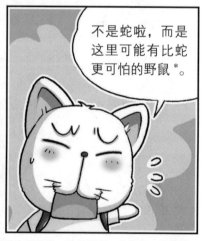

* 野鼠：生活在田野中的鼠类，种类很多，如黄鼠、田鼠等。

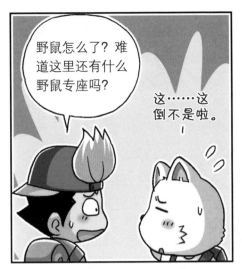

野鼠怎么了？难道这里还有什么野鼠专座吗？

这……这倒不是啦。

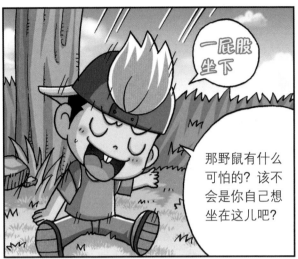

一屁股坐下

那野鼠有什么可怕的？该不会是你自己想坐在这儿吧？

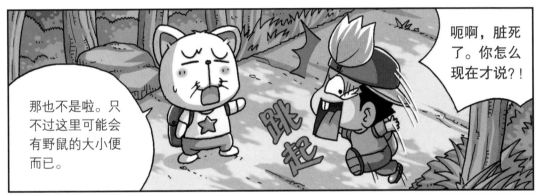

那也不是啦。只不过这里可能会有野鼠的大小便而已。

跳起

呃啊，脏死了。你怎么现在才说？！

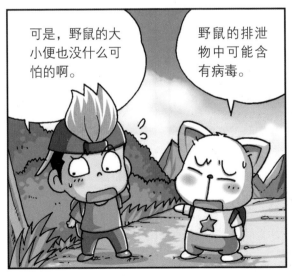

可是，野鼠的大小便也没什么可怕的啊。

野鼠的排泄物中可能含有病毒。

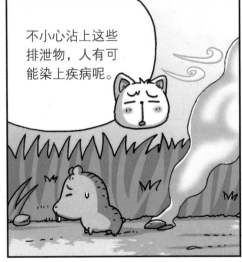

不小心沾上这些排泄物，人有可能染上疾病呢。

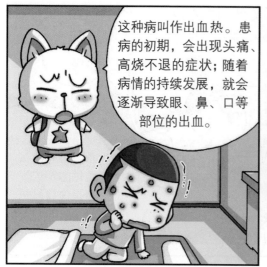

这种病叫作出血热。患病的初期，会出现头痛、高烧不退的症状；随着病情的持续发展，就会逐渐导致眼、鼻、口等部位的出血。

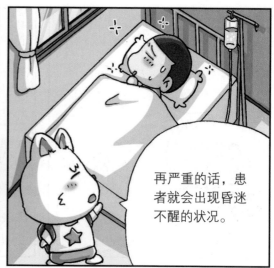

再严重的话，患者就会出现昏迷不醒的状况。

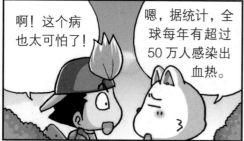

啊！这个病也太可怕了！

嗯，据统计，全球每年有超过50万人感染出血热。

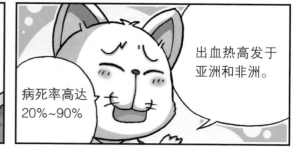

病死率高达20%～90%

出血热高发于亚洲和非洲。

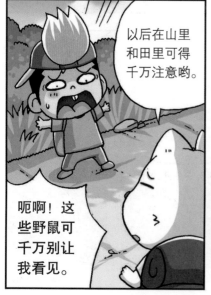

以后在山里和田里可得千万注意哟。

呃啊！这些野鼠可千万别让我看见。

探头

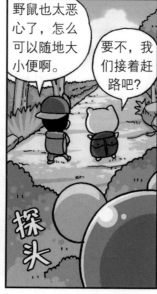

野鼠也太恶心了，怎么可以随地大小便啊。

要不，我们接着赶路吧？

窸窸窣窣

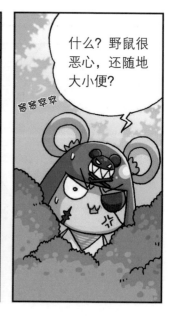

什么？野鼠很恶心，还随地大小便？

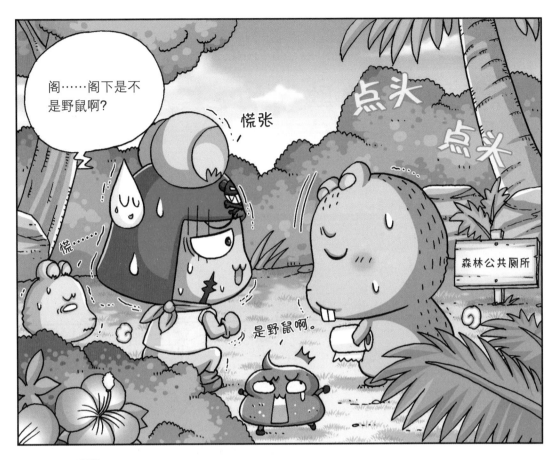

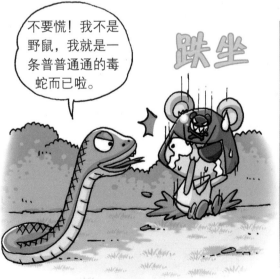

出血热的预防

　　当我们在深山或是田野里时，最好不要随意坐在或者躺在草地上。而我们在进行户外活动时，一定要穿长衣长裤长靴，最好戴手套等防护装备，回家后最好及时沐浴并换洗衣物。进行野外活动后1~3周内如果出现感觉寒冷或者突然发热、呕吐等症状，则需要尽快就医，找到生病的原因。

席卷中世纪欧洲的恐怖疾病是什么？

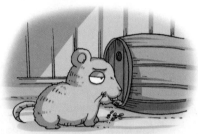

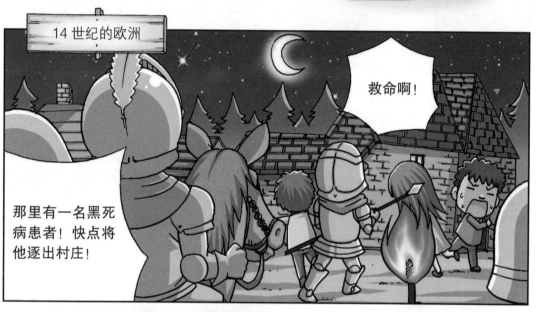

14 世纪的欧洲

救命啊！

那里有一名黑死病患者！快点将他逐出村庄！

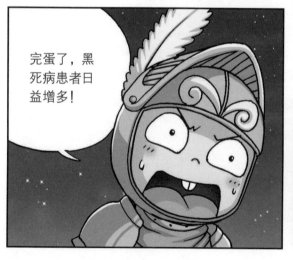

完蛋了，黑死病患者日益增多！

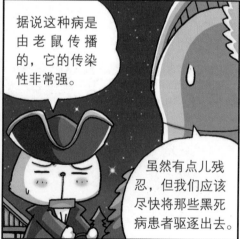

据说这种病是由老鼠传播的，它的传染性非常强。

虽然有点儿残忍，但我们应该尽快将那些黑死病患者驱逐出去。

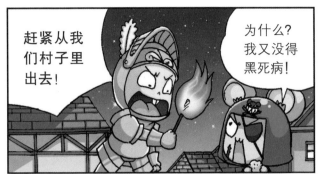

赶紧从我们村子里出去!

为什么?我又没得黑死病!

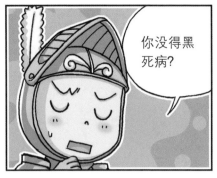

你没得黑死病?

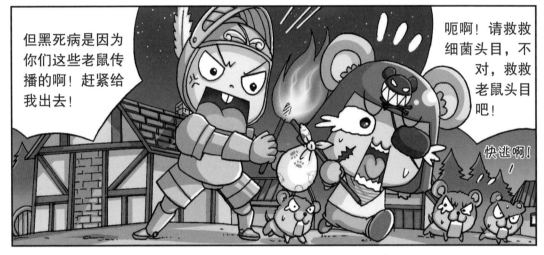

但黑死病是因为你们这些老鼠传播的啊!赶紧给我出去!

呃啊!请救救细菌头目,不对,救救老鼠头目吧!

快逃啊!

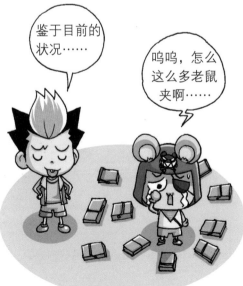

鉴于目前的状况……

呜呜,怎么这么多老鼠夹啊……

使欧洲陷入恐慌的疾病

　　鼠疫在中世纪的欧洲被称为黑死病。之所以会被称为黑死病,是因为感染后,患者皮肤会发黑,继而死亡。鼠疫原本仅在松鼠、旱獭等啮齿类动物间传播,但当患病动物身上的跳蚤爬到人体肌肤上时,同时也会将细菌传染至人体。14世纪时,鼠疫在欧洲大流行,造成了当时欧洲约1/3的人口死亡。

艾滋病是只有大人才会得的疾病吗？

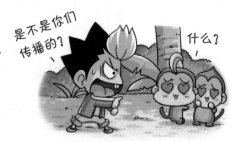

是不是你们传播的？

什么？

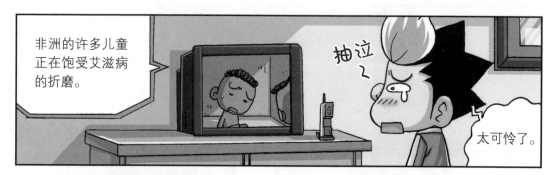

非洲的许多儿童正在饱受艾滋病的折磨。

抽泣

太可怜了。

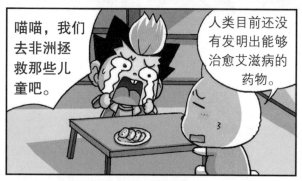

喵喵，我们去非洲拯救那些儿童吧。

人类目前还没有发明出能够治愈艾滋病的药物。

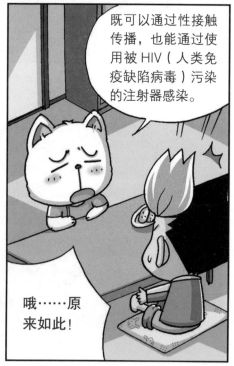

既可以通过性接触传播，也能通过使用被HIV（人类免疫缺陷病毒）污染的注射器感染。

哦……原来如此！

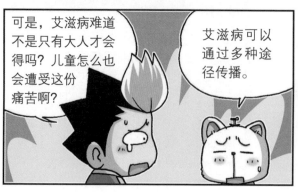

可是，艾滋病难道不是只有大人才会得吗？儿童怎么也会遭受这份痛苦啊？

艾滋病可以通过多种途径传播。

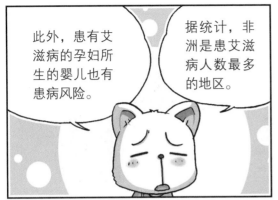

此外，患有艾滋病的孕妇所生的婴儿也有患病风险。

据统计，非洲是患艾滋病人数最多的地区。

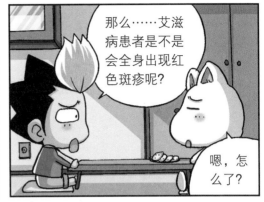

那么……艾滋病患者是不是会全身出现红色斑疹呢？

嗯，怎么了？

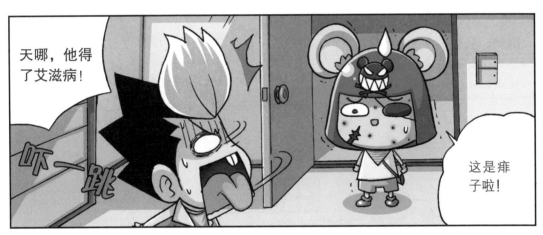

天哪，他得了艾滋病！

吓一跳

这是痱子啦！

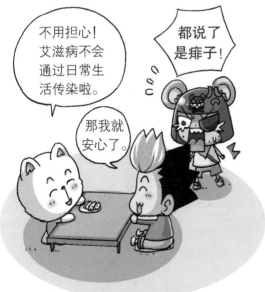

不用担心！艾滋病不会通过日常生活传染啦。

都说了是痱子！

那我就安心了。

使人免疫力低下的病

艾滋病是一种危害极大的传染病，由人类免疫缺陷病毒（HIV）引起，它将人体免疫系统中最重要的淋巴细胞作为主要攻击目标，使人体丧失免疫功能。然而，通过握手、拥抱、同饮同食等日常生活接触感染艾滋病的风险几乎为零。因此，对HIV感染者无须隔离治疗。

什么是癌症？

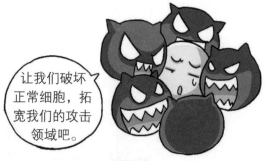

让我们破坏正常细胞，拓宽我们的攻击领域吧。

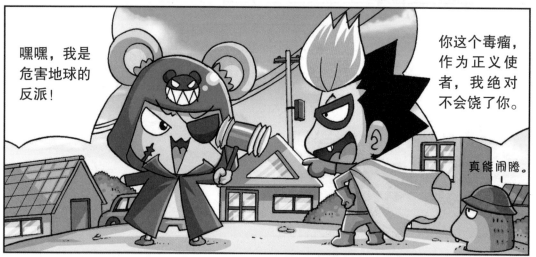

嘿嘿，我是危害地球的反派！

你这个毒瘤，作为正义使者，我绝对不会饶了你。

真能闹腾。

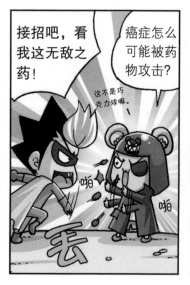

接招吧，看我这无敌之药！

癌症怎么可能被药物攻击？

这不是巧克力球嘛。

啪

啪

丢

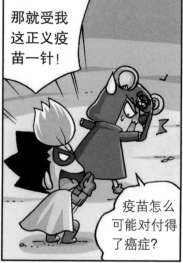

那就受我这正义疫苗一针！

疫苗怎么可能对付得了癌症？

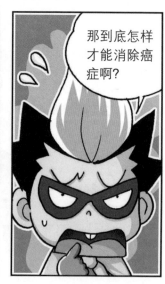

那到底怎样才能消除癌症啊？

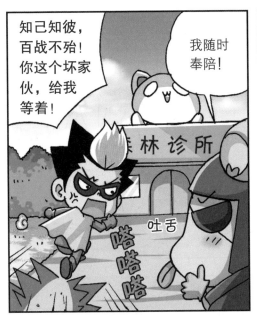

知己知彼，百战不殆！你这个坏家伙，给我等着！

我随时奉陪！

集林诊所

吐舌

嗒嗒嗒

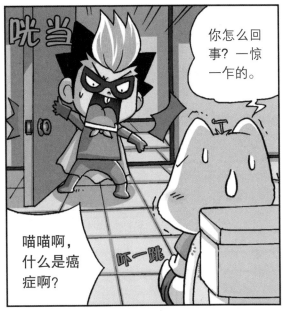

吮当

你怎么回事？一惊一乍的。

喵喵啊，什么是癌症啊？

吓一跳

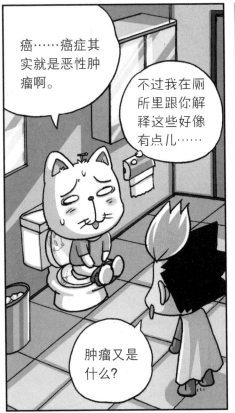

癌……癌症其实就是恶性肿瘤啊。

不过我在厕所里跟你解释这些好像有点儿……

肿瘤又是什么？

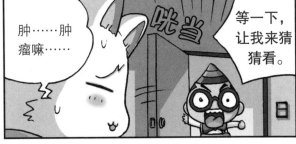

肿……肿瘤嘛……

吮当

等一下，让我来猜猜看。

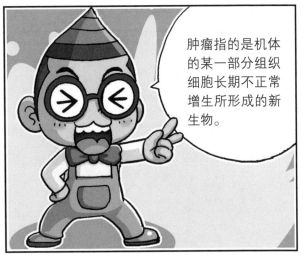

肿瘤指的是机体的某一部分组织细胞长期不正常增生所形成的新生物。

令人闻风丧胆的疾病

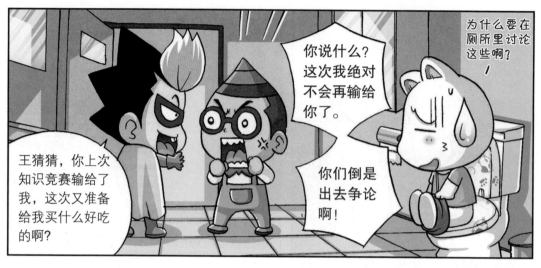

为什么要在厕所里讨论这些啊？

你说什么？这次我绝对不会再输给你了。

你们倒是出去争论啊！

王猜猜，你上次知识竞赛输给了我，这次又准备给我买什么好吃的啊？

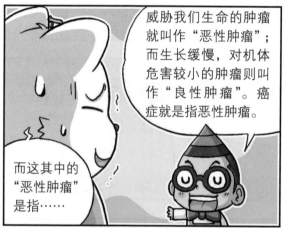

威胁我们生命的肿瘤就叫作"恶性肿瘤"；而生长缓慢，对机体危害较小的肿瘤则叫作"良性肿瘤"。癌症就是指恶性肿瘤。

而这其中的"恶性肿瘤"是指……

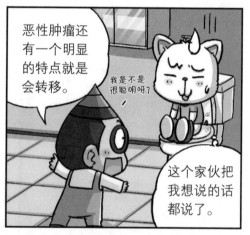

恶性肿瘤还有一个明显的特点就是会转移。

我是不是很聪明呀？

这个家伙把我想说的话都说了。

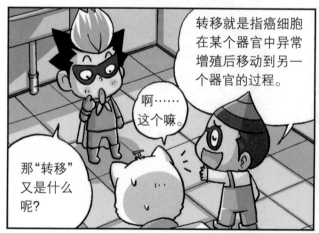

转移就是指癌细胞在某个器官中异常增殖后移动到另一个器官的过程。

啊……这个嘛。

那"转移"又是什么呢？

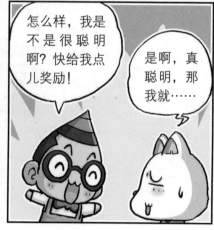

怎么样，我是不是很聪明啊？快给我点儿奖励！

是啊，真聪明，那我就……

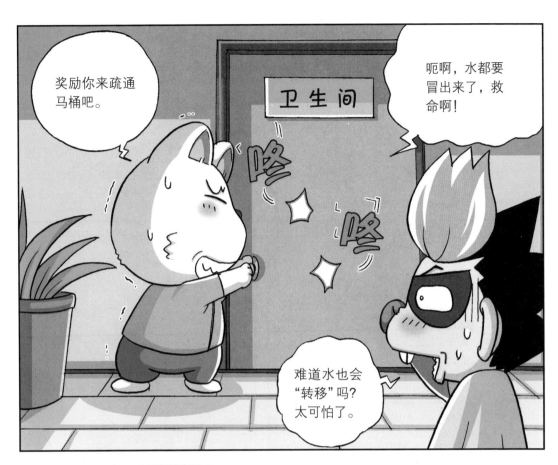

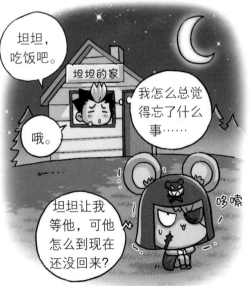

会转移的癌细胞

人体细胞分裂的速度和频率均由遗传基因控制。一般来说，人体细胞会按照一定的秩序进行增殖。然而，癌细胞却会打破这一规律，超常规进行细胞分裂。不仅如此，癌细胞还会攻击正常细胞，抢夺原本应输送给正常细胞的营养物质。癌细胞还会转移至其他的器官。

有被用作武器的细菌吗?

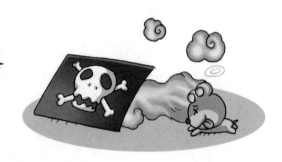

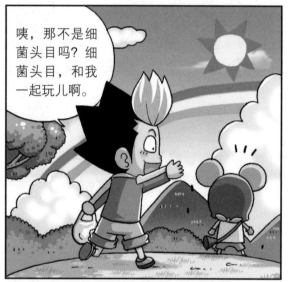

唉,那不是细菌头目吗?细菌头目,和我一起玩儿啊。

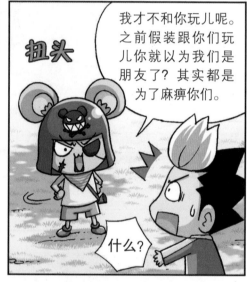

扭头

我才不和你玩儿呢。之前假装跟你们玩儿你就以为我们是朋友了?其实都是为了麻痹你们。

什么?

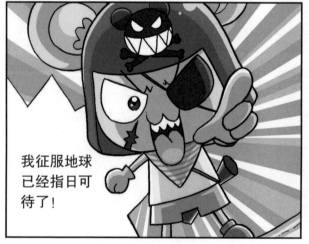

我征服地球已经指日可待了!

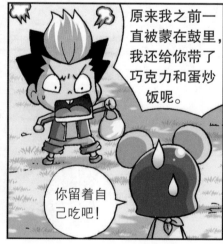

原来我之前一直被蒙在鼓里,我还给你带了巧克力和蛋炒饭呢。

你留着自己吃吧!

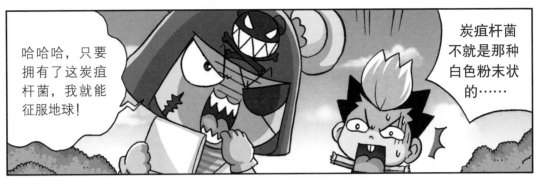

哈哈哈，只要拥有了这炭疽杆菌，我就能征服地球！

炭疽杆菌不就是那种白色粉末状的……

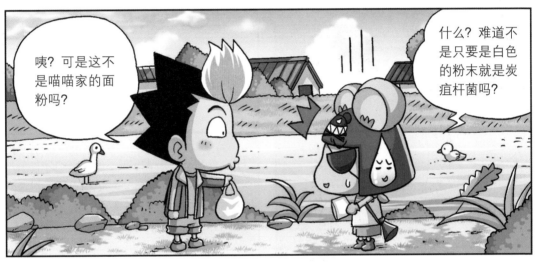

咦？可是这不是喵喵家的面粉吗？

什么？难道不是只要是白色的粉末就是炭疽杆菌吗？

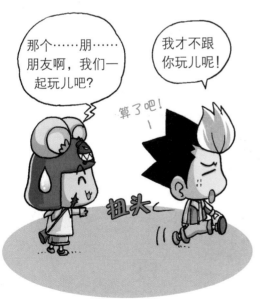

那个……朋……朋友啊，我们一起玩儿吧？

我才不跟你玩儿呢！

算了吧！

扭头

成为武器的细菌

炭疽杆菌是已知最危险的生物武器之一。如果将100千克的炭疽杆菌撒向空气中，便能夺走多达300万人的生命。炭疽杆菌不仅拥有超强威力，还能以芽孢的形式被保存在泥土里。然而，随着抗生素的发明，如果能在感染炭疽杆菌后的3日内得到治疗，90%以上的患者可以存活。

使乌干达陷入恐惧的疾病是什么？

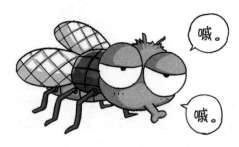

嘁。

嘁。

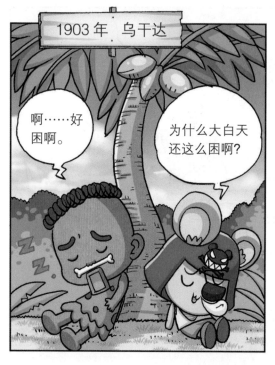

1903 年 乌干达

啊……好困啊。

为什么大白天还这么困啊？

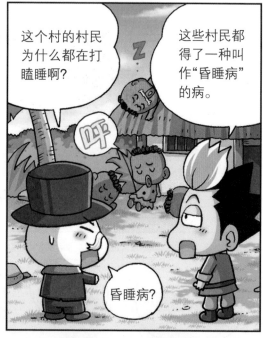

这个村的村民为什么都在打瞌睡啊？

这些村民都得了一种叫作"昏睡病"的病。

昏睡病？

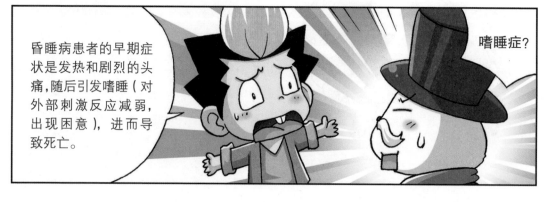

昏睡病患者的早期症状是发热和剧烈的头痛，随后引发嗜睡（对外部刺激反应减弱，出现困意），进而导致死亡。

嗜睡症？

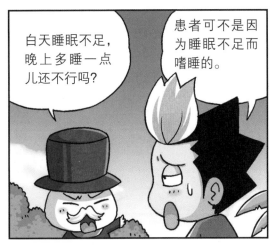

白天睡眠不足，晚上多睡一点儿还不行吗？

患者可不是因为睡眠不足而嗜睡的。

采采蝇在叮咬人体的同时会将一种叫作锥虫的寄生虫传播给人类。

这是吃的吗？要不咬咬看吧？

叮

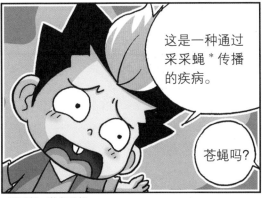

这是一种通过采采蝇*传播的疾病。

苍蝇吗？

这种寄生虫一旦进入人体，就会引发昏睡病。

* 采采蝇：学名舌蝇。

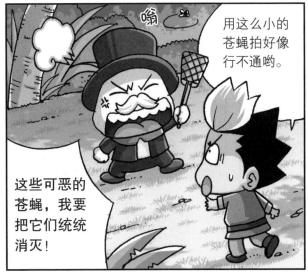

嗡

用这么小的苍蝇拍好像行不通哟。

这些可恶的苍蝇，我要把它们统统消灭！

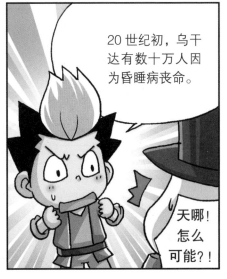

20 世纪初，乌干达有数十万人因为昏睡病丧命。

天哪！怎么可能？！

令人闻风丧胆的疾病

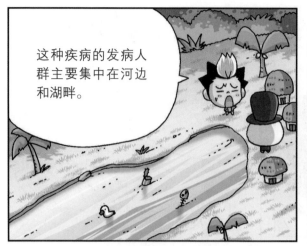

这种疾病的发病人群主要集中在河边和湖畔。

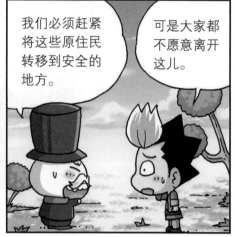

我们必须赶紧将这些原住民转移到安全的地方。

可是大家都不愿意离开这儿。

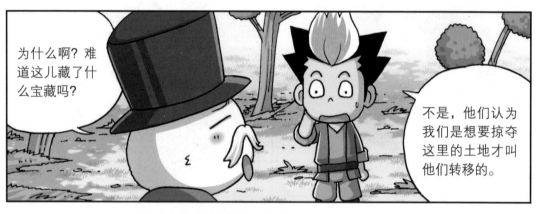

为什么啊？难道这儿藏了什么宝藏吗？

不是，他们认为我们是想要掠夺这里的土地才叫他们转移的。

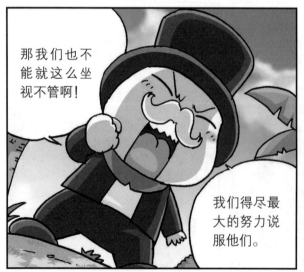

那我们也不能就这么坐视不管啊！

我们得尽最大的努力说服他们。

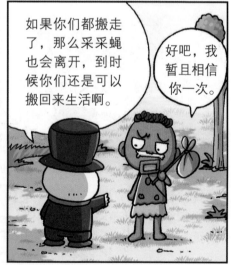

如果你们都搬走了，那么采采蝇也会离开，到时候你们还是可以搬回来生活啊。

好吧，我暂且相信你一次。

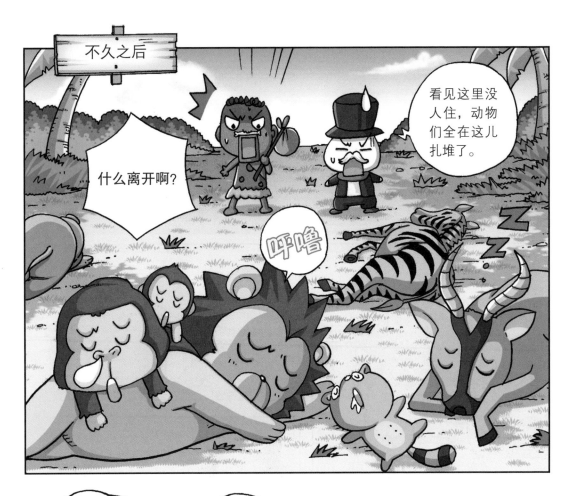

不久之后

什么离开啊?

看见这里没人住，动物们全在这儿扎堆了。

呼噜

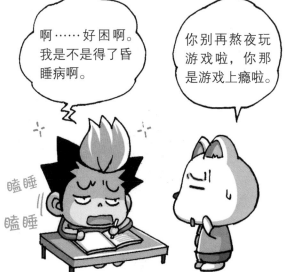

啊……好困啊。我是不是得了昏睡病啊。

你别再熬夜玩游戏啦，你那是游戏上瘾啦。

瞌睡
瞌睡

吸血蝇传播的疾病

"采采蝇"在博茨瓦纳原住民语中代表着"可以杀死牛的苍蝇"。采采蝇是一种非洲吸血蝇，它在叮咬人类或动物时会传播一种叫作锥虫的寄生虫，这种寄生虫是造成昏睡病的元凶。在现代医学的帮助下，大多数病人的症状可于数月后缓解，但死亡率仍有约10%。

疯牛病是怎样感染的？

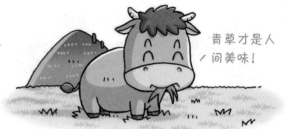

每天都吃青草，真的吃腻了。

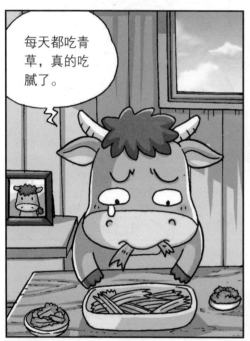

不行，我得补补身子。

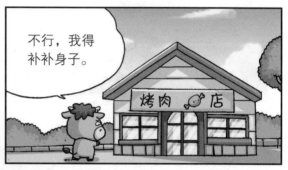

这位客人，您需要点些什么呢？

嗯……

我要2份鸡排。

不是，身为家畜，你怎么可以吃鸡呢？

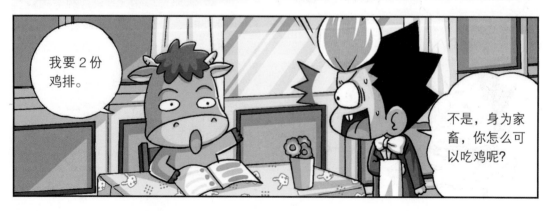

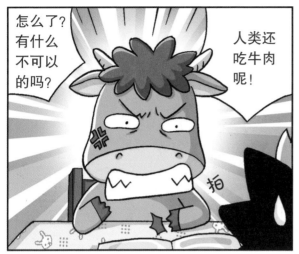

怎么了？有什么不可以的吗？

人类还吃牛肉呢！

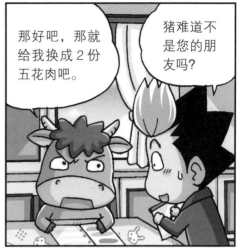

那好吧，那就给我换成2份五花肉吧。

猪难道不是您的朋友吗？

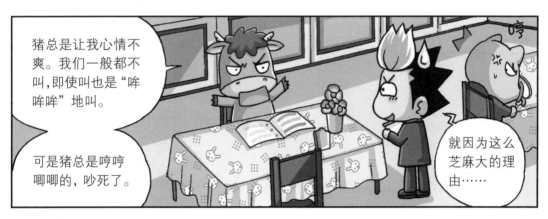

猪总是让我心情不爽。我们一般都不叫，即使叫也是"哞哞哞"地叫。

可是猪总是哼哼唧唧的，吵死了。

就因为这么芝麻大的理由……

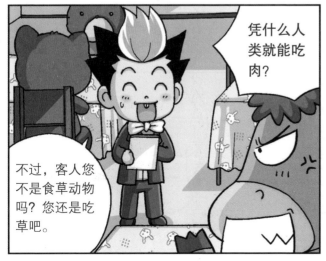

凭什么人类就能吃肉？

不过，客人您不是食草动物吗？您还是吃草吧。

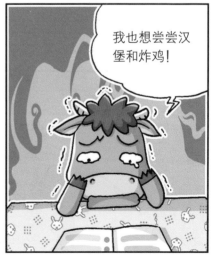

我也想尝尝汉堡和炸鸡！

令人闻风丧胆的疾病

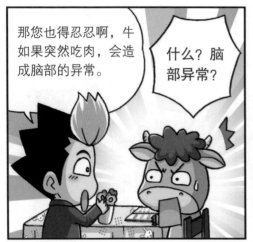

那您也得忍忍啊，牛如果突然吃肉，会造成脑部的异常。

什么？脑部异常？

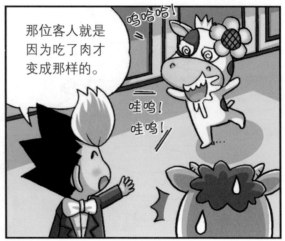

那位客人就是因为吃了肉才变成那样的。

呜哈哈！

哇呜！哇呜！

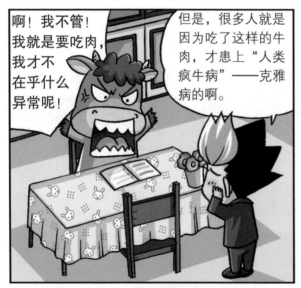

啊！我不管！我就是要吃肉，我才不在乎什么异常呢！

但是，很多人就是因为吃了这样的牛肉，才患上"人类疯牛病"——克雅病的啊。

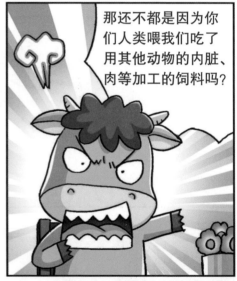

那还不都是因为你们人类喂我们吃了用其他动物的内脏、肉等加工的饲料吗？

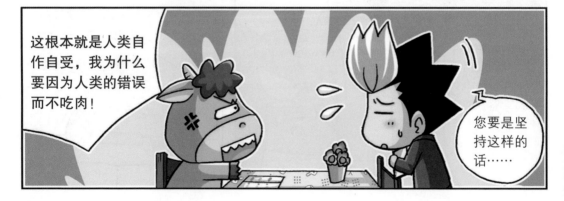

这根本就是人类自作自受，我为什么要因为人类的错误而不吃肉！

您要是坚持这样的话……

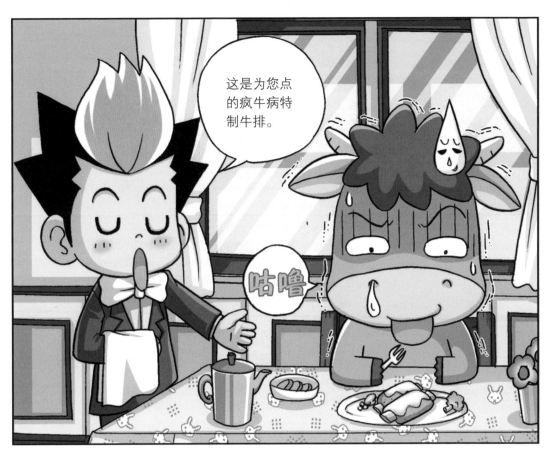

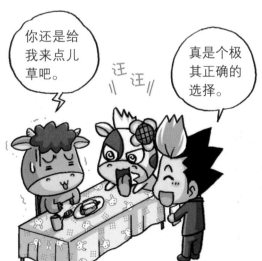

受污染的饲料是罪魁祸首

　　二三十年前，人类企图通过给牛喂食动物性蛋白质来增加牛奶和肉的产量。而这种行为却带来了可怕的疯牛病。患有疯牛病的牛的脑组织会出现海绵状穿孔，使得牛无法正常站立，体重减轻，最终导致牛的死亡。而在 1994 年首次出现了人因为食用患有疯牛病的牛产的肉而感染克雅病的病例。

逐渐消失的
传染病是什么？

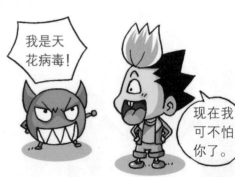

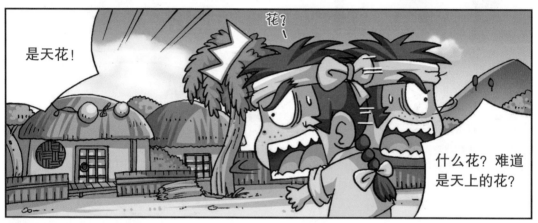

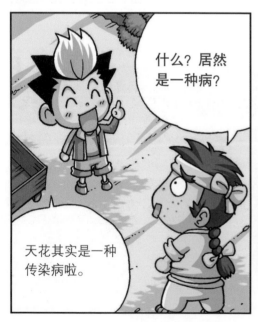

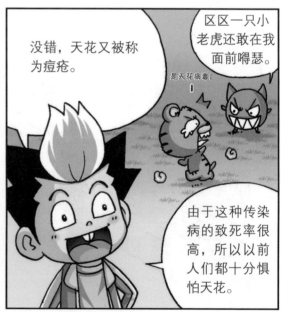

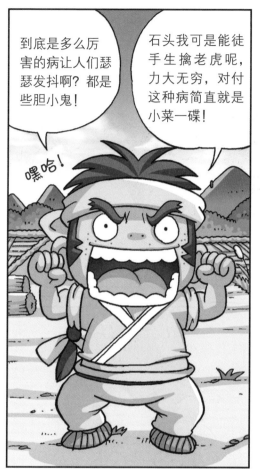

到底是多么厉害的病让人们瑟瑟发抖啊？都是些胆小鬼！

石头我可是能徒手生擒老虎呢，力大无穷，对付这种病简直就是小菜一碟！

嘿哈！

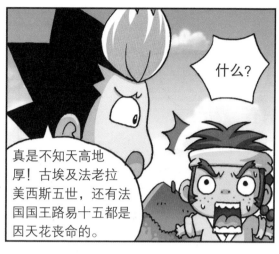

什么？

真是不知天高地厚！古埃及法老拉美西斯五世，还有法国国王路易十五都是因天花丧命的。

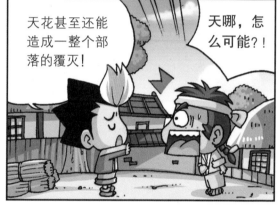

天花甚至还能造成一整个部落的覆灭！

天哪，怎么可能？！

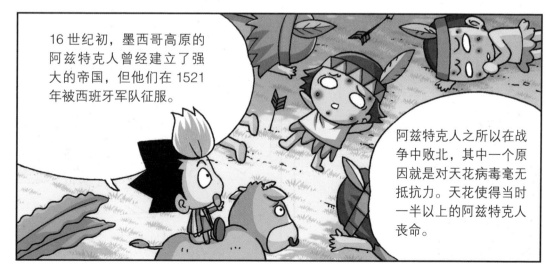

16世纪初，墨西哥高原的阿兹特克人曾经建立了强大的帝国，但他们在1521年被西班牙军队征服。

阿兹特克人之所以在战争中败北，其中一个原因就是对天花病毒毫无抵抗力。天花使得当时一半以上的阿兹特克人丧命。

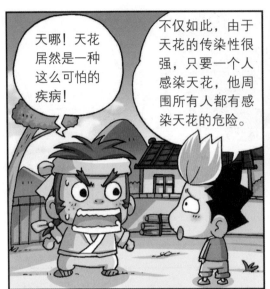

天哪！天花居然是一种这么可怕的疾病！

不仅如此，由于天花的传染性很强，只要一个人感染天花，他周围所有人都有感染天花的危险。

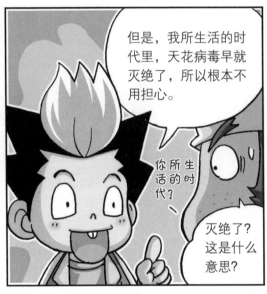

但是，我所生活的时代里，天花病毒早就灭绝了，所以根本不用担心。

你所生活的时代？

灭绝了？这是什么意思？

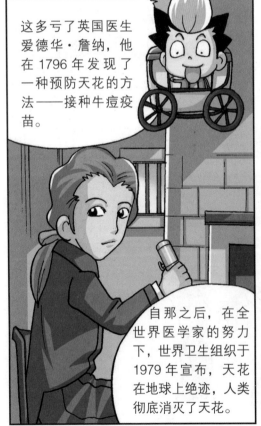

这多亏了英国医生爱德华·詹纳，他在1796年发现了一种预防天花的方法——接种牛痘疫苗。

自那之后，在全世界医学家的努力下，世界卫生组织于1979年宣布，天花在地球上绝迹，人类彻底消灭了天花。

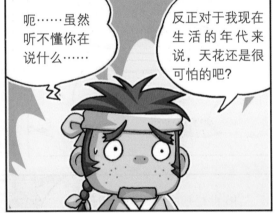

呃……虽然听不懂你在说什么……

反正对于我现在生活的年代来说，天花还是很可怕的吧？

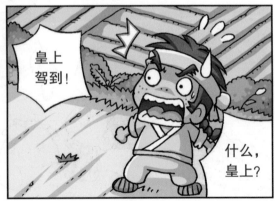

皇上驾到！

什么，皇上？

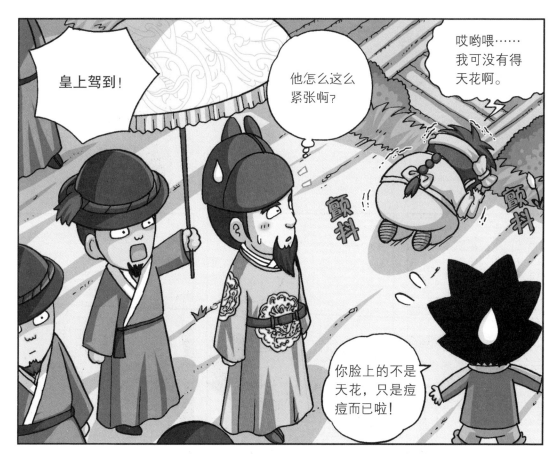

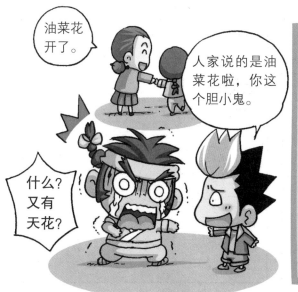

令人闻风丧胆的疾病

会造成瘫痪的传染病是什么?

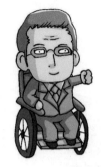

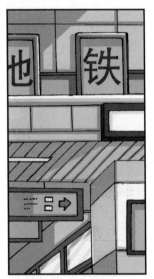

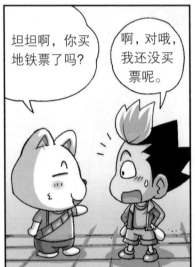

坦坦啊,你买地铁票了吗?

啊,对哦,我还没买票呢。

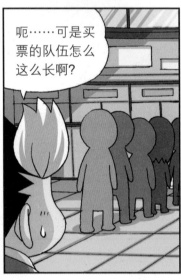

呃……可是买票的队伍怎么这么长啊?

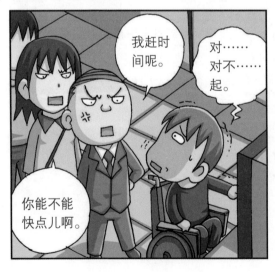

我赶时间呢。

对……对不……起。

你能不能快点儿啊。

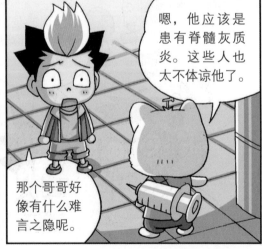

嗯,他应该是患有脊髓灰质炎。这些人也太不体谅他了。

那个哥哥好像有什么难言之隐呢。

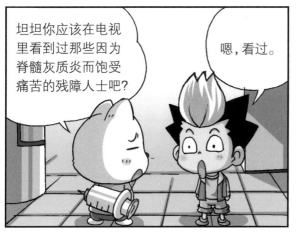

坦坦你应该在电视里看到过那些因为脊髓灰质炎而饱受痛苦的残障人士吧？

嗯，看过。

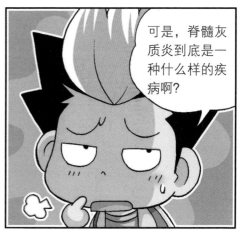

可是，脊髓灰质炎到底是一种什么样的疾病啊？

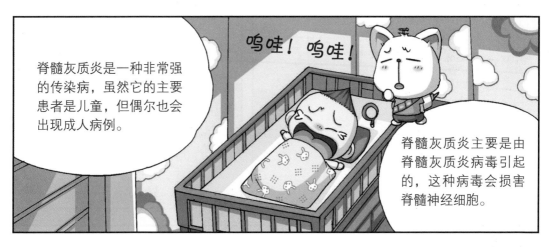

脊髓灰质炎是一种非常强的传染病，虽然它的主要患者是儿童，但偶尔也会出现成人病例。

呜哇！ 呜哇！

脊髓灰质炎主要是由脊髓灰质炎病毒引起的，这种病毒会损害脊髓神经细胞。

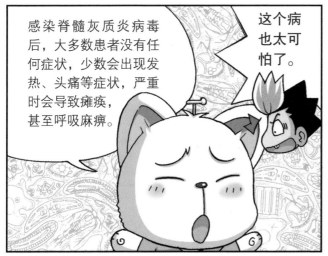

感染脊髓灰质炎病毒后，大多数患者没有任何症状，少数会出现发热、头痛等症状，严重时会导致瘫痪，甚至呼吸麻痹。

这个病也太可怕了。

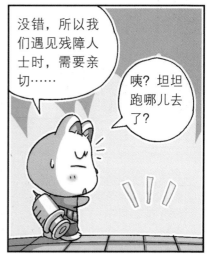

没错，所以我们遇见残障人士时，需要亲切……

咦？坦坦跑哪儿去了？

令人闻风丧胆的疾病

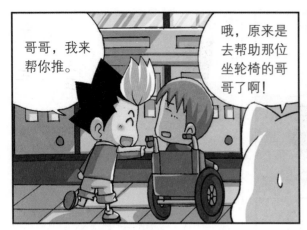

哥哥，我来帮你推。

哦，原来是去帮助那位坐轮椅的哥哥了啊！

你知道美国第32任总统富兰克林·罗斯福吗？他在39岁时患上了脊髓灰质炎。

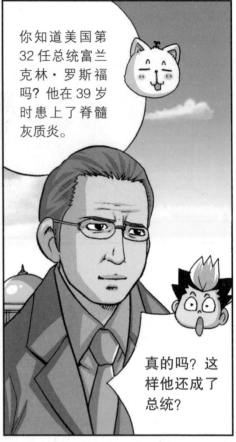

真的吗？这样他还成了总统？

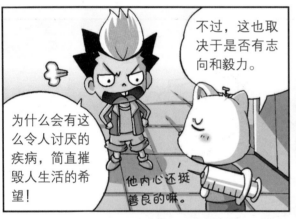

不过，这也取决于是否有志向和毅力。

为什么会有这么令人讨厌的疾病，简直摧毁人生活的希望！

他内心还挺善良的嘛。

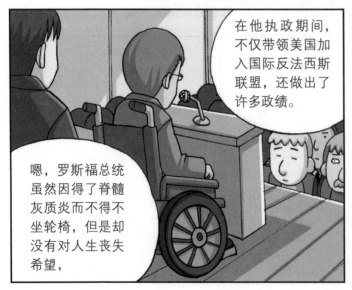

在他执政期间，不仅带领美国加入国际反法西斯联盟，还做出了许多政绩。

嗯，罗斯福总统虽然因得了脊髓灰质炎而不得不坐轮椅，但是却没有对人生丧失希望，

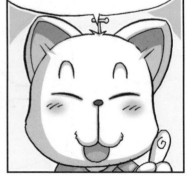

这说明，即使是残障人士也可以成就一番事业。当然，这和周围人的支持也有很大关系！

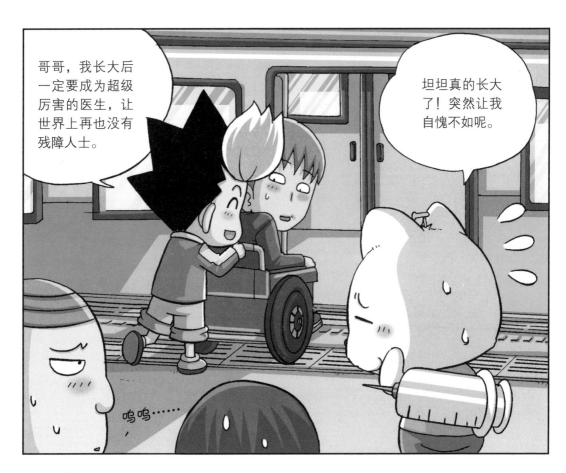

哥哥，我长大后一定要成为超级厉害的医生，让世界上再也没有残障人士。

坦坦真的长大了！突然让我自愧不如呢。

呜呜……

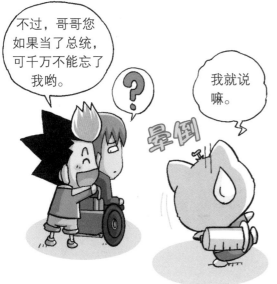

不过，哥哥您如果当了总统，可千万不能忘了我哟。

？

我就说嘛。

晕倒

脊髓灰质炎的感染率

20 世纪 80 年代，全世界每年因脊髓灰质炎致残的儿童约有 36 万。多亏了脊髓灰质炎疫苗，40 多年后的今天，全世界每年新增的脊髓灰质炎患者仅为 700 人左右。目前，全世界 85% 以上的脊髓灰质炎患者集中在疫苗接种率极低的尼日利亚、印度、阿富汗等国家。

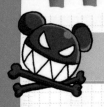

威胁人类的新型传染病

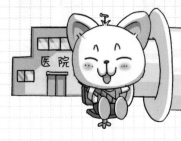

医院

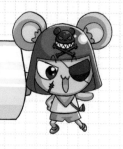

让我们来认识一下一些威胁人类生命的病原体和传染病吧！

埃博拉出血热

埃博拉出血热又被称为人类历史上最为致命的传染病之一。1976年，埃博拉出血热在苏丹南部和刚果（金）（旧称扎伊尔）的埃博拉河地区首次暴发，造成数百人丧生。人和灵长类动物接触埃博拉病毒后会发病。据统计，埃博拉出血热至今已导致上万人死亡。

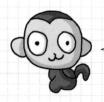

我会传播埃博拉病毒。

禽流感（人感染禽流感）

禽流感是鸡、鸭、鸽子等禽类所感染的病毒性流行性感冒。当禽流感病毒在复制过程中发生基因重配，也会获得感染人的能力。人感染禽流感的症状和感染一般流感类似。专家表示，人直接接触携带禽流感病毒的禽类或被其排泄物污染的物品、环境都有可能被感染，并且禽流感的致死率相当高，要特别注意。

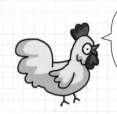

喔喔喔，我会传播禽流感病毒。

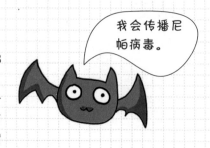

我会传播尼帕病毒。

尼帕病毒

尼帕病毒是一种新型人兽共患病毒，于1998年在马来西亚首次被发现。人感染后会出现发热、严重头痛、脑脊膜炎等症状。这种病毒的宿主十分广泛，包括蝙蝠、猪、犬、猫、马、山羊等。猪与人类活动密切相关，是传播尼帕病毒的主要中间宿主。在孟加拉国，尼帕病毒已造成数百人死亡。

莱姆病

莱姆病于 1975 年在美国康涅狄格州的莱姆镇被首次发现。携带细菌的蜱虫叮咬动物和人类后，会使其染上莱姆病。如果在患病初期发现，可以通过抗生素进行治疗，但如果长期不采取措施，将会发展成关节炎或脑膜炎。莱姆病多发于蜱虫常栖的美国或欧洲国家。

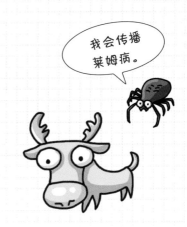

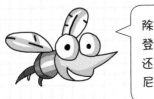

西尼罗热

1937 年，西尼罗热首次暴发于乌干达的西尼罗地区，该疾病主要通过蚊虫传播。西尼罗热继首次暴发后，时隔 60 余年于 1999 年再次在美国暴发。之后，又于 2002 年再次暴发，造成 4000 余人感染，200 多人丧生，使整个美国都陷入恐慌之中。

汉坦病毒肺综合征

汉坦病毒肺综合征的致死率超过 50%。1993 年在美国的亚利桑那州和新墨西哥州首次暴发后，逐渐扩散至美国全境及南美洲。隐藏在野鼠和家鼠排泄物中的汉坦病毒通过人类唾液或入侵人类呼吸系统进行传播。感染后，患者的症状与感冒类似，主要表现为发热和咳嗽等。

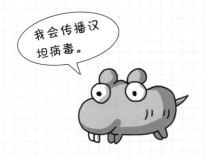

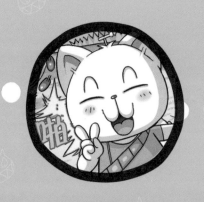

令人好奇的
医学常识

听诊器的作用是什么？

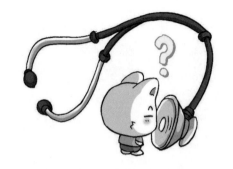

医生，我的头好疼啊。

森林诊所

我该不会得绝症了吧？

这个人怎么又来了！

那就让我先来诊断一下吧！

请把衣服掀起来点儿。我要把听诊器放在你的胸上……

不是，我明明是头疼，为什么要听我的胸呢？

这家医院果然不靠谱。

生气

不是啦，本来就是要先听诊胸部……

我要去旁边那家新开的医院。

新开的医院？

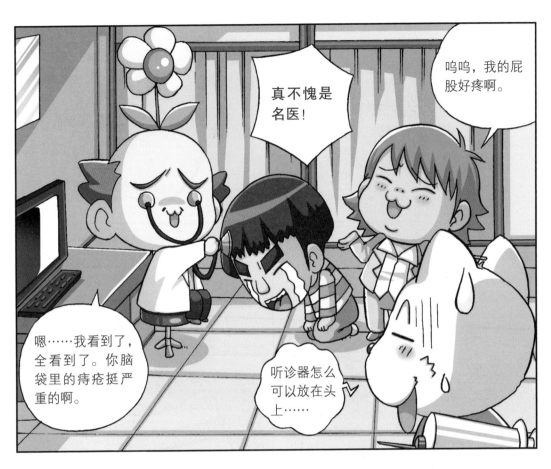

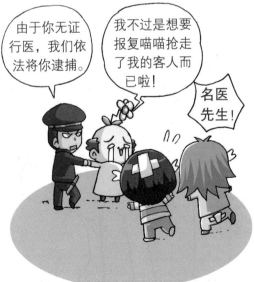

通过声音诊断病症

医生经常会用听诊器来听人体内所发出的声音，以便进行判断。人体从心脏、肺部、动脉、静脉和其他内脏器官处发出的声音可以传达出许多信息。人体在正常时与身体出现异常时所产生的声音是不一样的。此外，还有一些疾病会使人体发出特有的声音，可以用听诊器进行诊断。

令人好奇的医学常识　**133**

为什么要打石膏绷带?

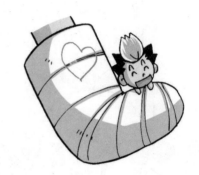

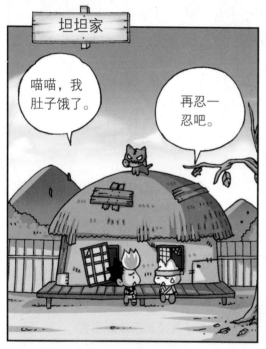

坦坦家

喵喵，我肚子饿了。

再忍一忍吧。

一瘸 一拐

哪儿来的燕子啊？

天哪，它的腿骨折了呢！

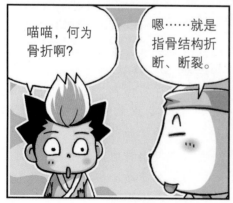

喵喵，何为骨折啊？

嗯……就是指骨结构折断、断裂。

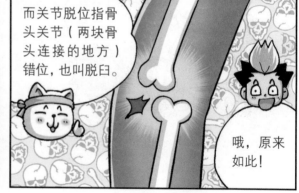

而关节脱位指骨头关节（两块骨头连接的地方）错位，也叫脱臼。

哦，原来如此！

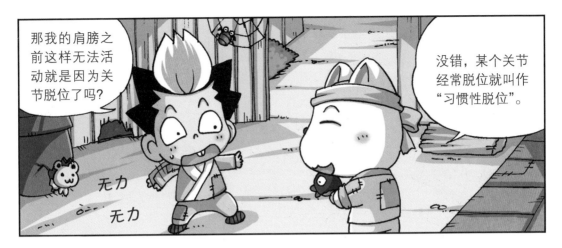

那我的肩膀之前这样无法活动就是因为关节脱位了吗?

没错,某个关节经常脱位就叫作"习惯性脱位"。

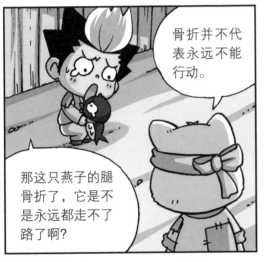

骨折并不代表永远不能行动。

那这只燕子的腿骨折了,它是不是永远都走不了路了啊?

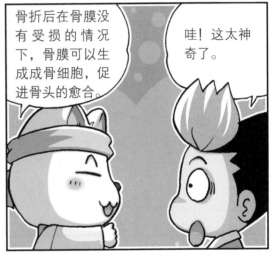

骨折后在骨膜没有受损的情况下,骨膜可以生成成骨细胞,促进骨头的愈合。

哇!这太神奇了。

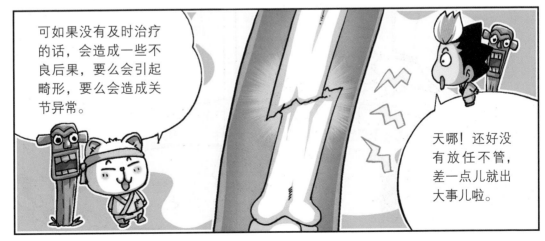

可如果没有及时治疗的话,会造成一些不良后果,要么会引起畸形,要么会造成关节异常。

天哪!还好没有放任不管,差一点儿就出大事儿啦。

令人好奇的医学常识

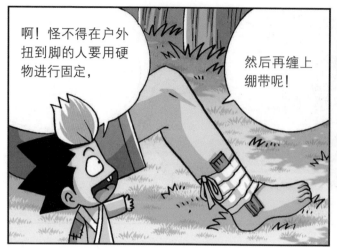

啊！怪不得在户外扭到脚的人要用硬物进行固定，

然后再缠上绷带呢！

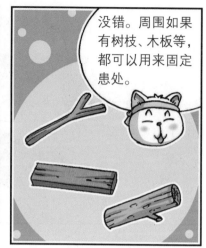

没错。周围如果有树枝、木板等，都可以用来固定患处。

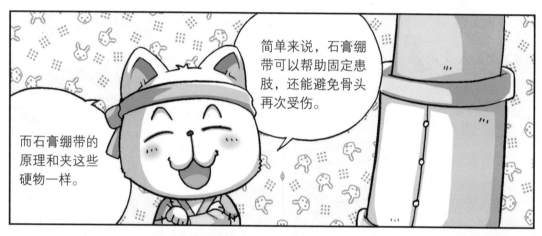

而石膏绷带的原理和夹这些硬物一样。

简单来说，石膏绷带可以帮助固定患肢，还能避免骨头再次受伤。

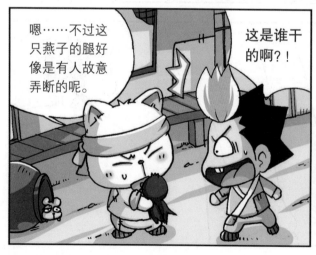

嗯……不过这只燕子的腿好像是有人故意弄断的呢。

这是谁干的啊？！

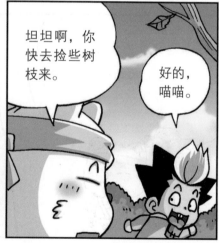

坦坦啊，你快去捡些树枝来。

好的，喵喵。

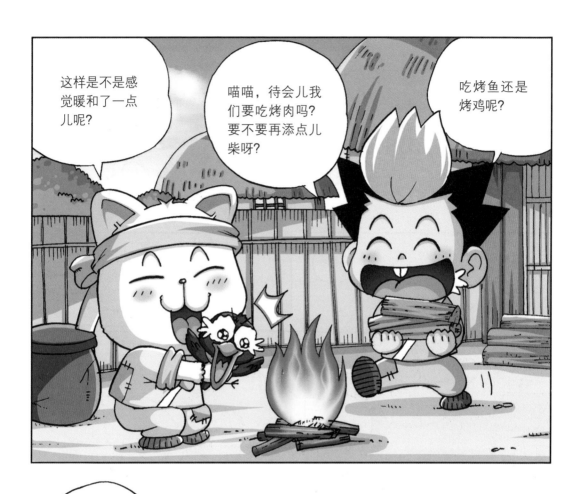

这样是不是感觉暖和了一点儿呢？

喵喵，待会儿我们要吃烤肉吗？要不要再添点儿柴呀？

吃烤鱼还是烤鸡呢？

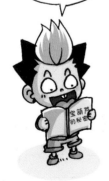

于是，王葆的生活又回到了从前的样子。

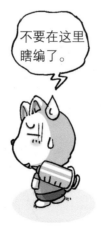

不要在这里瞎编了。

会生长的骨头

　　骨折后最重要的事就是第一时间固定骨折部位。如果不进行固定，骨折端会出现移位，易导致周围组织及血管的再次损伤。将骨折的骨头复位及固定后，细胞会再次进行分裂和生长，这样骨折处就会逐渐愈合。

伤口愈合时为什么会结痂？

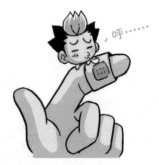

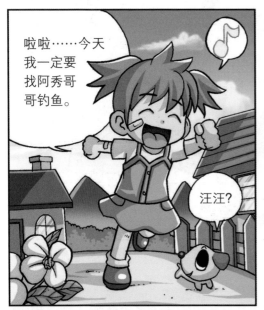

啦啦……今天我一定要找阿秀哥哥钓鱼。

汪汪？

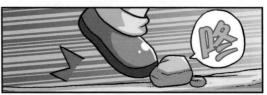

咚

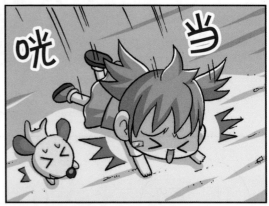

咣 当

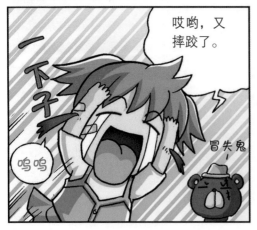

哎哟，又摔跤了。

冒失鬼

呜呜

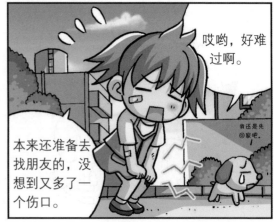

哎哟，好难过啊。

本来还准备去找朋友的，没想到又多了一个伤口。

我还是先回家吧

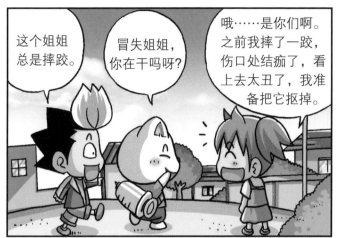

这个姐姐总是摔跤。

冒失姐姐，你在干吗呀？

哦……是你们啊。之前我摔了一跤，伤口处结痂了，看上去太丑了，我准备把它抠掉。

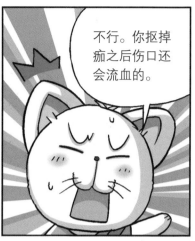

不行。你抠掉痂之后伤口还会流血的。

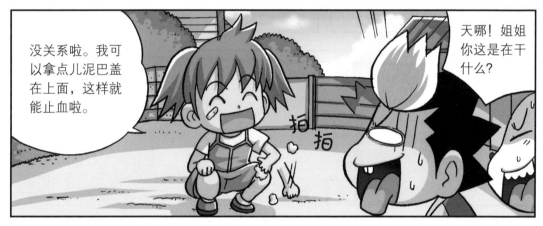

没关系啦。我可以拿点儿泥巴盖在上面，这样就能止血啦。

天哪！姐姐你这是在干什么？

拍拍

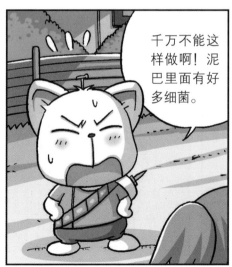

千万不能这样做啊！泥巴里面有好多细菌。

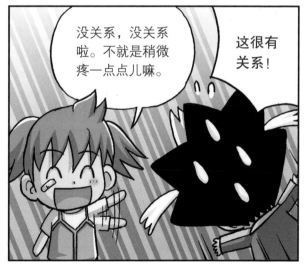

没关系，没关系啦。不就是稍微疼一点点儿嘛。

这很有关系！

令人好奇的医学常识　139

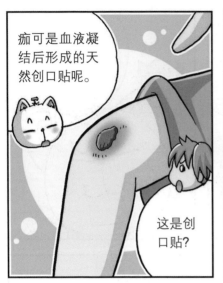

痂可是血液凝结后形成的天然创口贴呢。

这是创口贴?

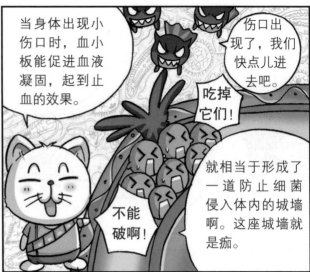

当身体出现小伤口时,血小板能促进血液凝固,起到止血的效果。

伤口出现了,我们快点儿进去吧。

吃掉它们!

不能破啊!

就相当于形成了一道防止细菌侵入体内的城墙啊。这座城墙就是痂。

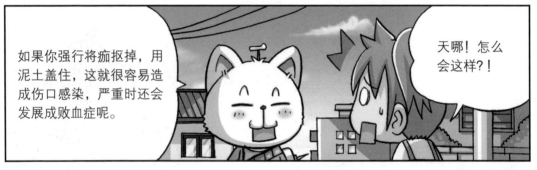

如果你强行将痂抠掉,用泥土盖住,这就很容易造成伤口感染,严重时还会发展成败血症呢。

天哪!怎么会这样?!

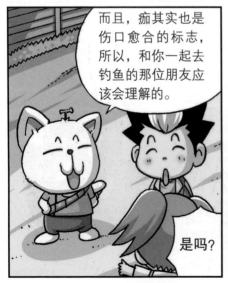

而且,痂其实也是伤口愈合的标志,所以,和你一起去钓鱼的那位朋友应该会理解的。

是吗?

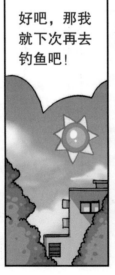

好吧,那我就下次再去钓鱼吧!

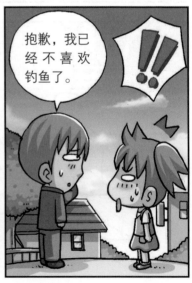

抱歉,我已经不喜欢钓鱼了。

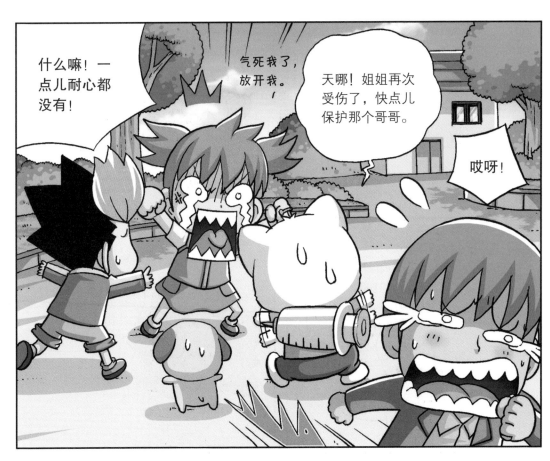

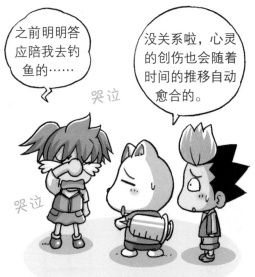

纤维蛋白原和痂

纤维蛋白原是一种由肝脏合成的具有凝血功能的蛋白质。它在凝血因子的作用下会变成纤维蛋白。纤维蛋白能将血细胞织成一张网。当身体出现伤口时，伤口表面的血小板和纤维蛋白会凝结在一起，其凝固后的块状物就是痂。除了止血，痂还可以防止外部细菌通过伤口侵入人体。

不吃蔬菜也会生病吗?

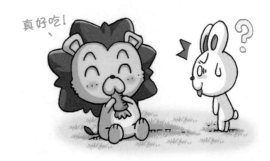

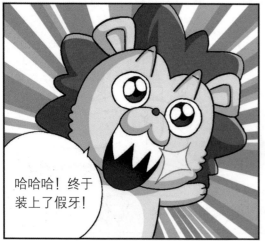

哈哈哈！终于装上了假牙！

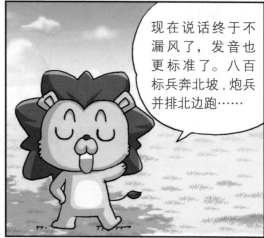

现在说话终于不漏风了，发音也更标准了。八百标兵奔北坡，炮兵并排北边跑……

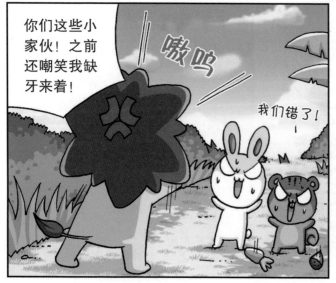

你们这些小家伙！之前还嘲笑我缺牙来着！

嗷呜

我们错了！

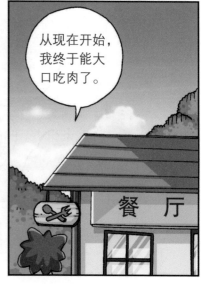

从现在开始，我终于能大口吃肉了。

餐厅

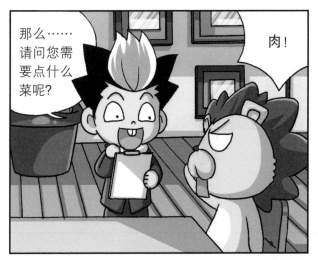

那么……请问您需要点什么菜呢？

肉！

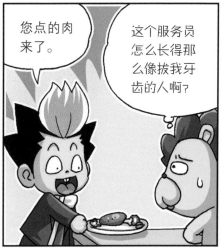

您点的肉来了。

这个服务员怎么长得那么像拔我牙齿的人啊？

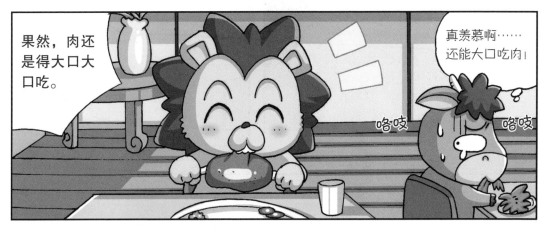

果然，肉还是得大口大口吃。

真羡慕啊……还能大口吃肉！

咯吱

咯吱

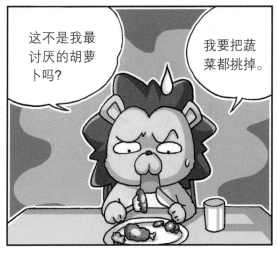

这不是我最讨厌的胡萝卜吗？

我要把蔬菜都挑掉。

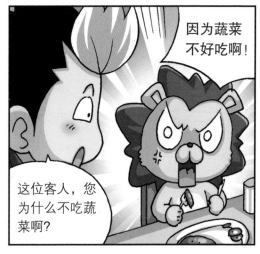

因为蔬菜不好吃啊！

这位客人，您为什么不吃蔬菜啊？

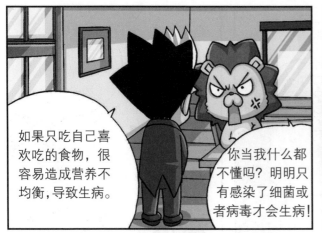

如果只吃自己喜欢吃的食物，很容易造成营养不均衡，导致生病。

你当我什么都不懂吗？明明只有感染了细菌或者病毒才会生病！

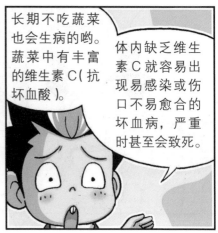

长期不吃蔬菜也会生病的哟。蔬菜中有丰富的维生素C（抗坏血酸）。

体内缺乏维生素C就容易出现易感染或伤口不易愈合的坏血病，严重时甚至会致死。

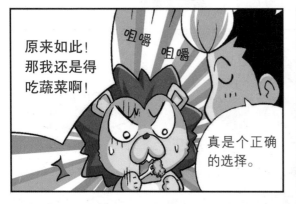

原来如此！那我还是得吃蔬菜啊！

咀嚼 咀嚼

真是个正确的选择。

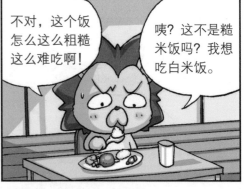

不对，这个饭怎么这么粗糙这么难吃啊！

咦？这不是糙米饭吗？我想吃白米饭。

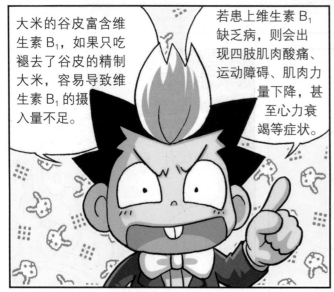

大米的谷皮富含维生素B_1，如果只吃褪去了谷皮的精制大米，容易导致维生素B_1的摄入量不足。

若患上维生素B_1缺乏病，则会出现四肢肌肉酸痛、运动障碍、肌肉力量下降，甚至心力衰竭等症状。

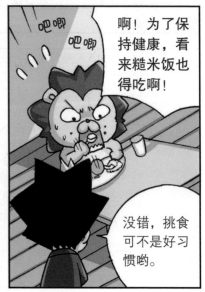

吧唧 吧唧

啊！为了保持健康，看来糙米饭也得吃啊！

没错，挑食可不是好习惯哟。

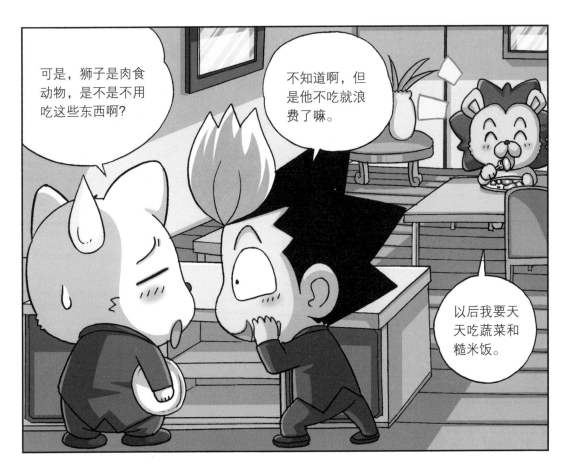

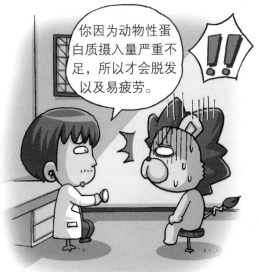

坏血病和脚气病*产生的原因

　　最早医生认为坏血病和脚气病是由细菌感染引起的，因此，很多患者都没有得到正确的治疗。18世纪中叶，医学家发现，导致坏血病的真正原因是缺乏维生素C；到了20世纪初，人们才发现导致脚气病的真正原因是缺乏维生素B_1。至此，这两种疾病才得到了更好的治疗和预防。

*脚气病：即维生素B_1缺乏病。

药有什么作用？

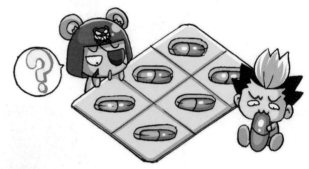

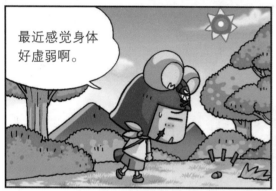

最近感觉身体好虚弱啊。

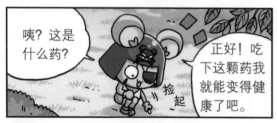

咦？这是什么药？

正好！吃下这颗药我就能变得健康了吧。

捡起

你怎么能随便吃药呢？

没关系！反正药都是对身体有益的啊。

细嚼

慢咽

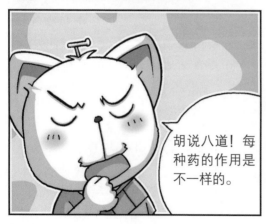

胡说八道！每种药的作用是不一样的。

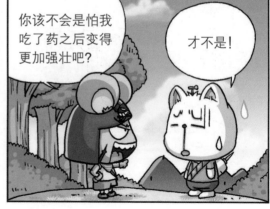

你该不会是怕我吃了药之后变得更加强壮吧？

才不是！

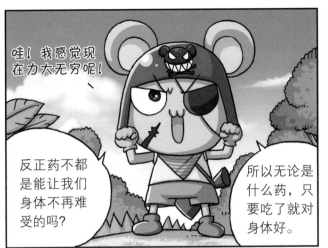

哇！我感觉现在力大无穷呢！

反正药不都是能让我们身体不再难受的吗？

所以无论是什么药，只要吃了就对身体好。

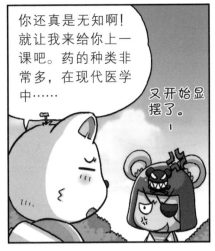

你还真是无知啊！就让我来给你上一课吧。药的种类非常多，在现代医学中……

又开始显摆了。

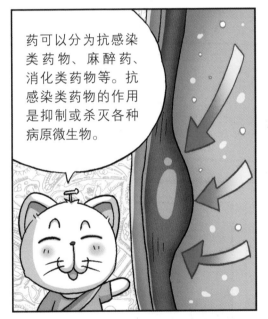

药可以分为抗感染类药物、麻醉药、消化类药物等。抗感染类药物的作用是抑制或杀灭各种病原微生物。

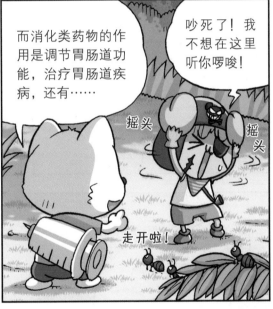

而消化类药物的作用是调节胃肠道功能，治疗胃肠道疾病，还有……

吵死了！我不想在这里听你啰唆！

摇头

摇头

走开啦！

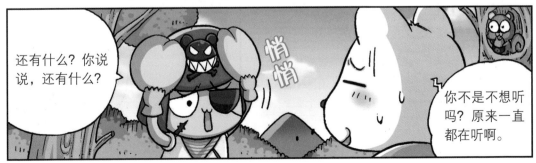

还有什么？你说说，还有什么？

悄悄

你不是不想听吗？原来一直都在听啊。

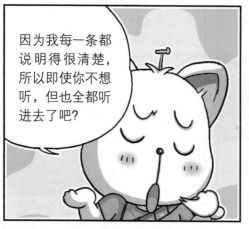

因为我每一条都说明得很清楚，所以即使你不想听，但也全都听进去了吧？

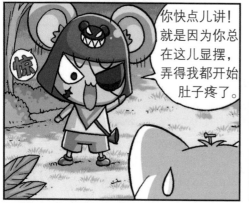

你快点儿讲！就是因为你总在这儿显摆，弄得我都开始肚子疼了。

惊

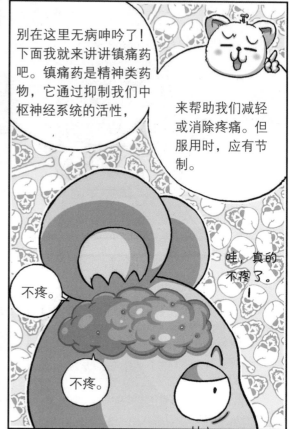

别在这里无病呻吟了！下面我就来讲讲镇痛药吧。镇痛药是精神类药物，它通过抑制我们中枢神经系统的活性，

来帮助我们减轻或消除疼痛。但服用时，应有节制。

哇，真的不疼了。

不疼。

不疼。

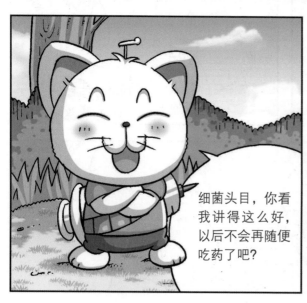

细菌头目，你看我讲得这么好，以后不会再随便吃药了吧？

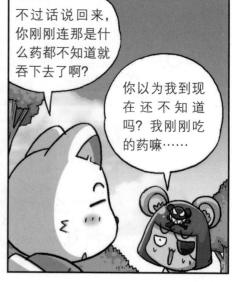

不过话说回来，你刚刚连那是什么药都不知道就吞下去了啊？

你以为我到现在还不知道吗？我刚刚吃的药嘛……

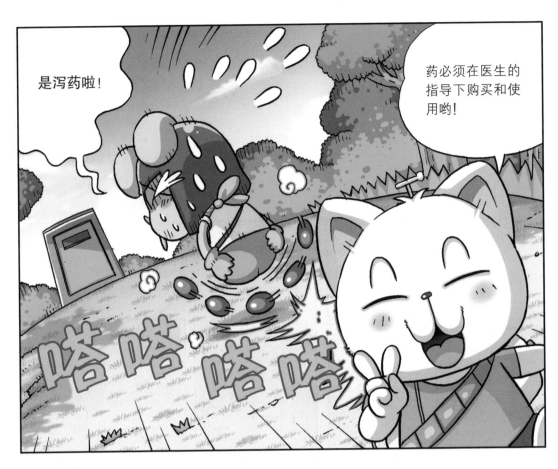

是泻药啦!

药必须在医生的指导下购买和使用哟!

嗒嗒 嗒嗒

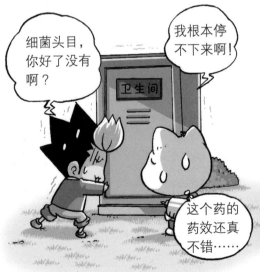

细菌头目,你好了没有啊?

我根本停不下来啊!

卫生间

这个药的药效还真不错……

用药的原则

不合理的用药反而会影响自身健康,甚至危及生命。首先,药物要在医生的指导下使用,不要自行滥用。其次,要注意药物的使用方式,如口服、外用等。同时,还要在规定的时间内服用,不要随意提前或推迟,不要过量服用。

令人好奇的医学常识

为什么要摄入维生素？

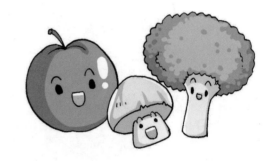

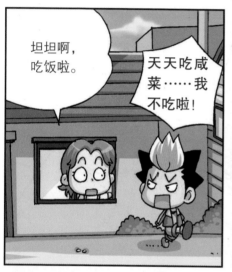

坦坦啊，吃饭啦。

天天吃咸菜……我不吃啦！

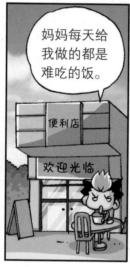

妈妈每天给我做的都是难吃的饭。

便利店

欢迎光临

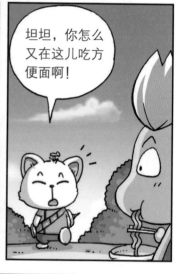

坦坦，你怎么又在这儿吃方便面啊！

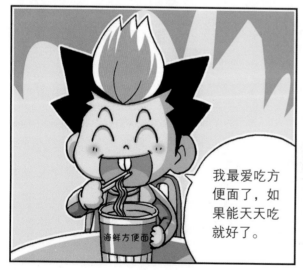

我最爱吃方便面了，如果能天天吃就好了。

海鲜方便面

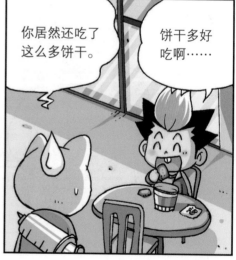

你居然还吃了这么多饼干。

饼干多好吃啊……

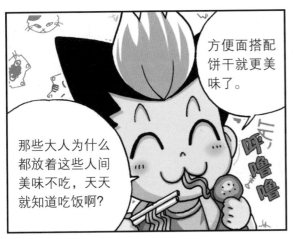

方便面搭配饼干就更美味了。

那些大人为什么都放着这些人间美味不吃，天天就知道吃饭啊？

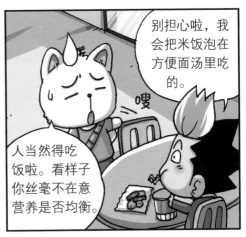

别担心啦，我会把米饭泡在方便面汤里吃的。

人当然得吃饭啦。看样子你丝毫不在意营养是否均衡。

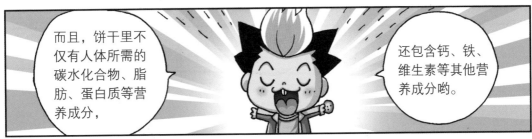

而且，饼干里不仅有人体所需的碳水化合物、脂肪、蛋白质等营养成分，

还包含钙、铁、维生素等其他营养成分哟。

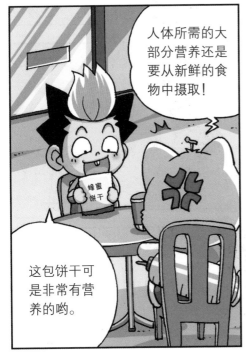

人体所需的大部分营养还是要从新鲜的食物中摄取！

这包饼干可是非常有营养的哟。

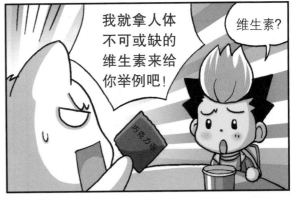

我就拿人体不可或缺的维生素来给你举例吧！

维生素？

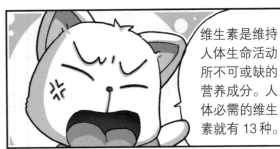

维生素是维持人体生命活动所不可或缺的营养成分。人体必需的维生素就有 13 种。

令人好奇的医学常识

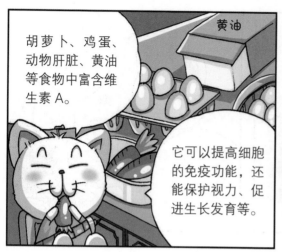

胡萝卜、鸡蛋、动物肝脏、黄油等食物中富含维生素A。

它可以提高细胞的免疫功能，还能保护视力、促进生长发育等。

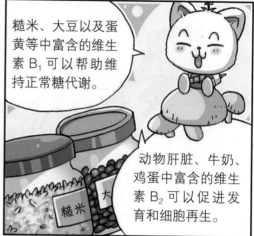

糙米、大豆以及蛋黄等中富含的维生素 B₁ 可以帮助维持正常糖代谢。

动物肝脏、牛奶、鸡蛋中富含的维生素 B₂ 可以促进发育和细胞再生。

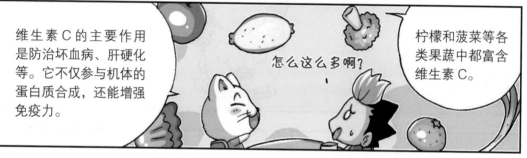

维生素 C 的主要作用是防治坏血病、肝硬化等。它不仅参与机体的蛋白质合成，还能增强免疫力。

怎么这么多啊？

柠檬和菠菜等各类果蔬中都富含维生素 C。

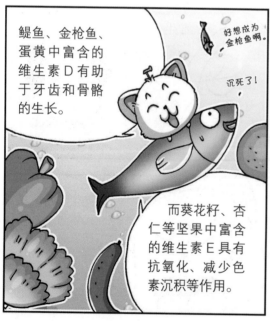

鳀鱼、金枪鱼、蛋黄中富含的维生素 D 有助于牙齿和骨骼的生长。

好想成为金枪鱼啊。

闷死了！

而葵花籽、杏仁等坚果中富含的维生素 E 具有抗氧化、减少色素沉积等作用。

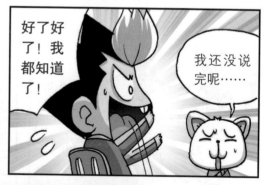

好了好了！我都知道了！

我还没说完呢……

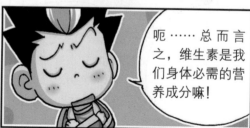

呃……总而言之，维生素是我们身体必需的营养成分嘛！

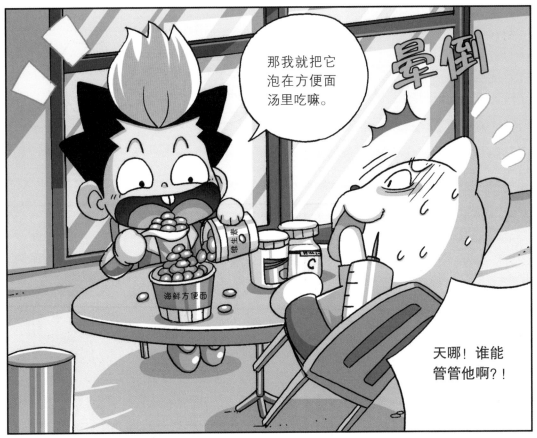

*漫画情节，请勿模仿。

呃……每天就吃些维生素。

突然想念妈妈做的饭菜了。

真难吃。

是啊，不挑食才是最重要的。

水溶性维生素 VS 脂溶性维生素

维生素可以分为水溶性维生素和脂溶性维生素两类。具有代表性的水溶性维生素有B族维生素和维生素C，体内多余的水溶性维生素会随着尿液一起排出体外。而如果超量摄入维生素A和维生素D等脂溶性维生素，它们会一直堆积在体内，造成身体肥胖。

最早的抗生素是什么？

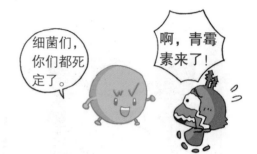

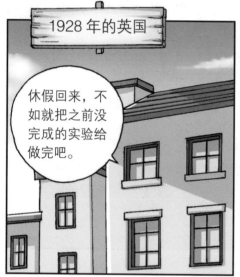

1928 年的英国

休假回来，不如就把之前没完成的实验给做完吧。

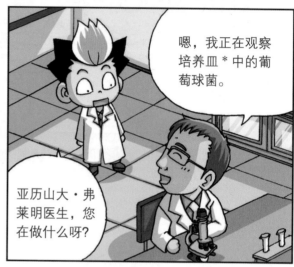

嗯，我正在观察培养皿 * 中的葡萄球菌。

亚历山大·弗莱明医生，您在做什么呀？

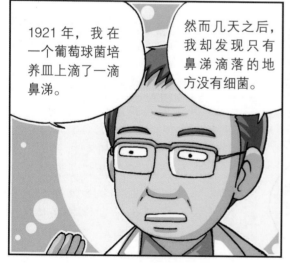

1921 年，我在一个葡萄球菌培养皿上滴了一滴鼻涕。

然而几天之后，我却发现只有鼻涕滴落的地方没有细菌。

没想到消灭细菌的东西居然是从鼻涕里发现的。

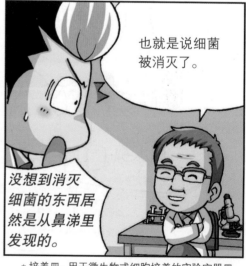

也就是说细菌被消灭了。

＊培养皿：用于微生物或细胞培养的实验室器皿。

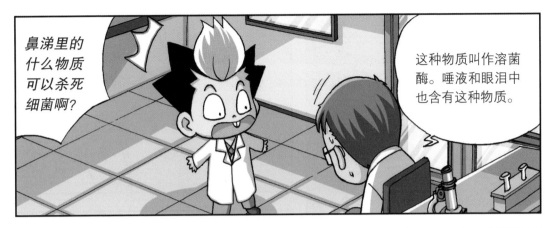

鼻涕里的什么物质可以杀死细菌啊？

这种物质叫作溶菌酶。唾液和眼泪中也含有这种物质。

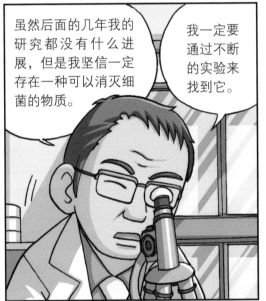

虽然后面的几年我的研究都没有什么进展，但是我坚信一定存在一种可以消灭细菌的物质。

我一定要通过不断的实验来找到它。

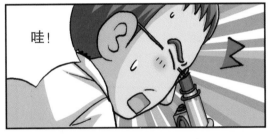

哇！

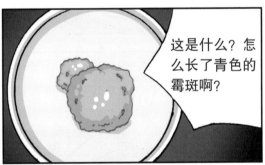

这是什么？怎么长了青色的霉斑啊？

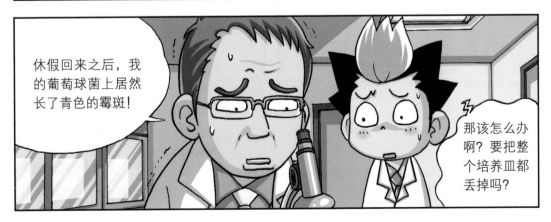

休假回来之后，我的葡萄球菌上居然长了青色的霉斑！

那该怎么办啊？要把整个培养皿都丢掉吗？

令人好奇的医学常识 155

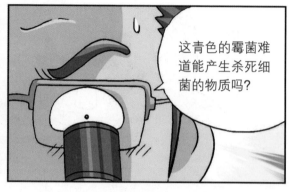

这青色的霉菌难道能产生杀死细菌的物质吗？

等一下，看这里！长了青色霉菌菌落的地方居然没有细菌繁殖呢。

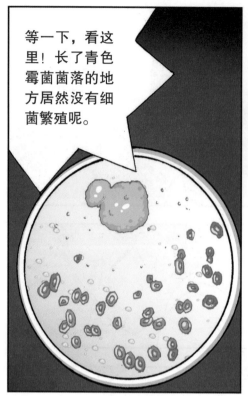

应该是它分泌的物质杀死了细菌……

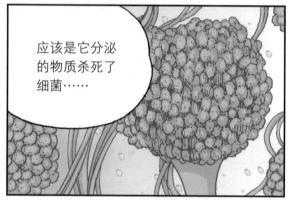

祝贺您！博士，请为您自己找到的物质起个名字吧！

我做到了！我终于找到了可以杀死细菌的物质。

抱住

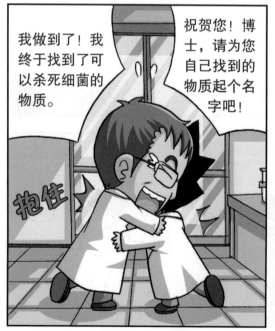

好啊，就叫它"青霉素"吧，我要用它治愈更多的疾病。

俗话说，"失败乃成功之母"嘛。我也要学习博士您的这种坚持不懈的精神。

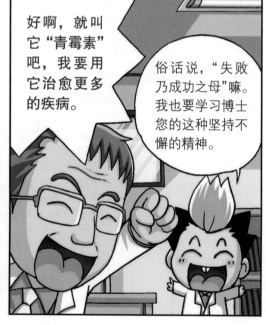

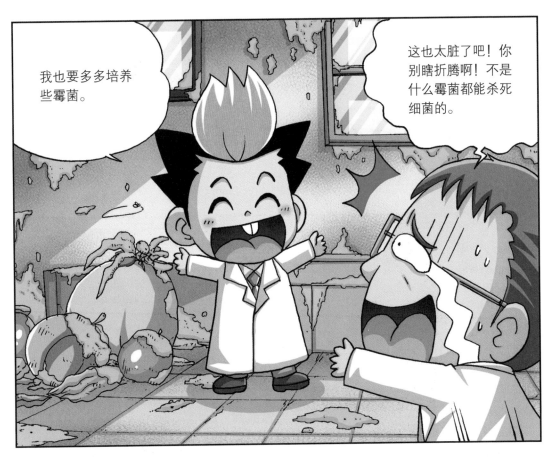

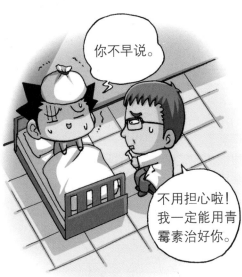

奇迹之药——青霉素

　　青霉素是由英国细菌学家亚历山大·弗莱明发现的世界上第一种抗生素。青霉素的发现，使得人类获得了可以和细菌抗争的强劲武器。量产后的青霉素在第二次世界大战中挽救了无数受伤士兵的生命。

正确的洗手
方式是什么？

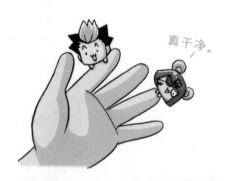

真干净。

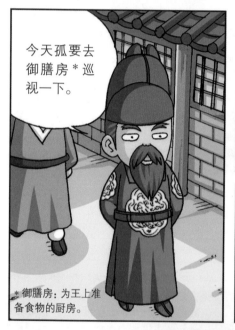

今天孤要去御膳房*巡视一下。

*御膳房：为王上准备食物的厨房。

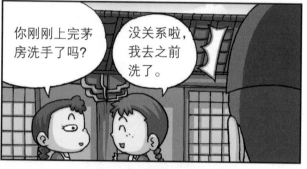

你刚刚上完茅房洗手了吗？

没关系啦，我去之前洗了。

茅房里面到处都是细菌呢，赶紧把那个婢女拖出去！

王上恕罪啊！

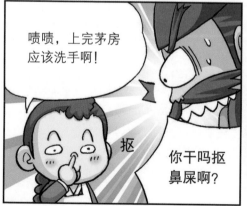

啧啧，上完茅房应该洗手啊！

抠

你干吗抠鼻屎啊？

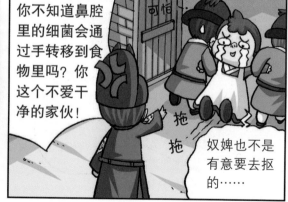

你不知道鼻腔里的细菌会通过手转移到食物里吗？你这个不爱干净的家伙！

拖

拖

奴婢也不是有意要去抠的……

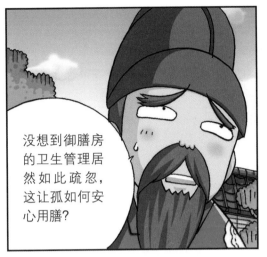

没想到御膳房的卫生管理居然如此疏忽，这让孤如何安心用膳？

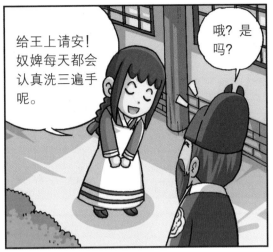

给王上请安！奴婢每天都会认真洗三遍手呢。

哦？是吗？

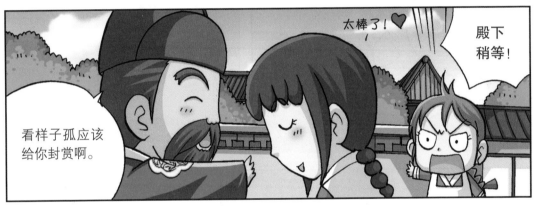

看样子孤应该给你封赏啊。

太棒了！♥

殿下稍等！

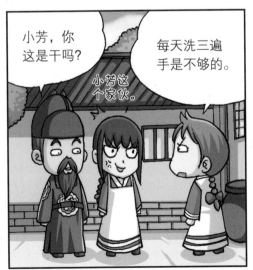

小芳，你这是干吗？

每天洗三遍手是不够的。

小芳这个家伙。

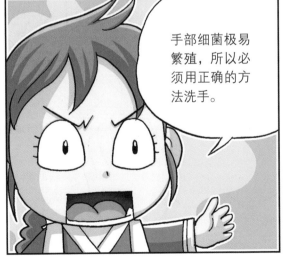

手部细菌极易繁殖，所以必须用正确的方法洗手。

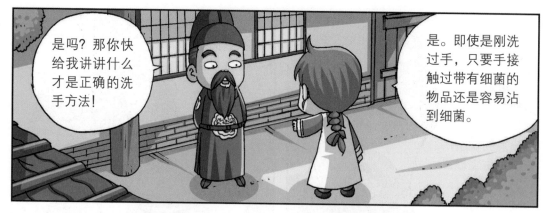

是吗？那你快给我讲讲什么才是正确的洗手方法！

是。即使是刚洗过手，只要手接触过带有细菌的物品还是容易沾到细菌。

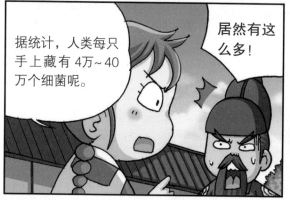

据统计，人类每只手上藏有4万~40万个细菌呢。

居然有这么多！

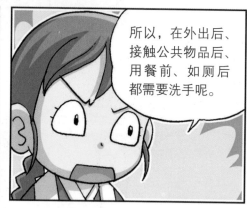

所以，在外出后、接触公共物品后、用餐前、如厕后都需要洗手呢。

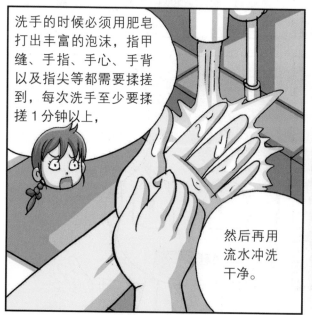

洗手的时候必须用肥皂打出丰富的泡沫，指甲缝、手指、手心、手背以及指尖等都需要揉搓到，每次洗手至少要揉搓1分钟以上，

然后再用流水冲洗干净。

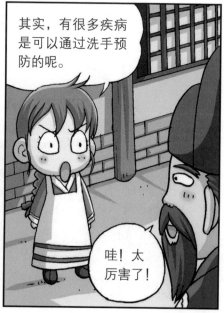

其实，有很多疾病是可以通过洗手预防的呢。

哇！太厉害了！

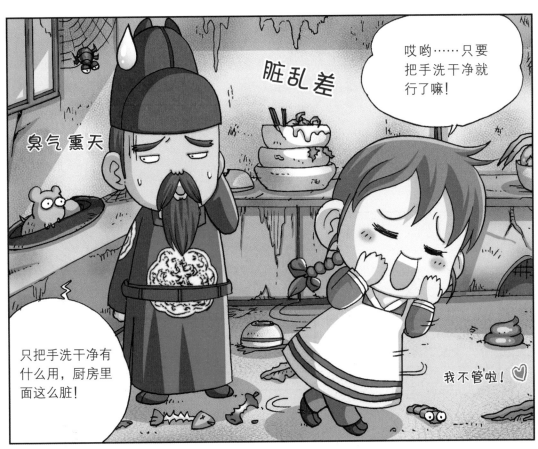

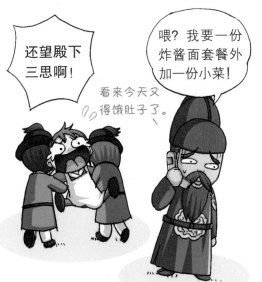

正确的洗手方法

　　洗手前用肥皂在手心打出丰富的泡沫，然后掌心对掌心搓擦；紧接着手指交错，掌心对手背相互摩擦；然后双手互搓每根手指、指缝，以及指尖；紧接着用双手拇指在掌中转动搓擦，后用干净的流水冲洗双手，直至双手洗净。

令人好奇的医学常识　**161**

为什么要打针?

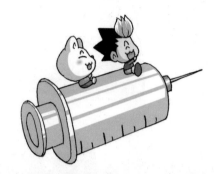

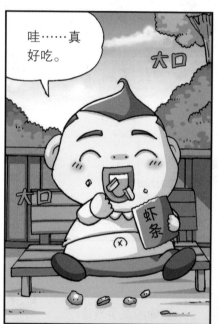

哇……真好吃。

大口

大口

虾条

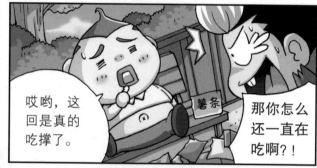

哎哟,这回是真的吃撑了。

薯条

那你怎么还一直在吃啊?!

你们在这里干吗?

咦,是护士姐姐!

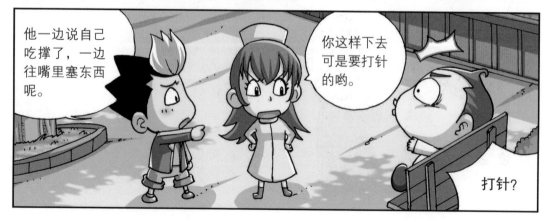

他一边说自己吃撑了,一边往嘴里塞东西呢。

你这样下去可是要打针的哟。

打针?

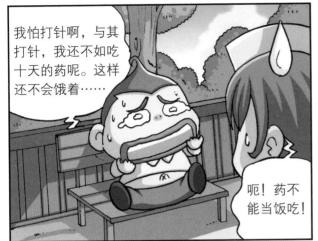

我怕打针啊，与其打针，我还不如吃十天的药呢。这样还不会饿着……

呃！药不能当饭吃！

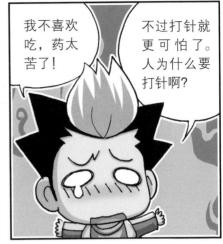

我不喜欢吃，药太苦了！

不过打针就更可怕了。人为什么要打针啊？

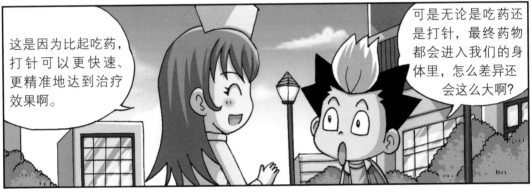

这是因为比起吃药，打针可以更快速、更精准地达到治疗效果啊。

可是无论是吃药还是打针，最终药物都会进入我们的身体里，怎么差异还会这么大啊？

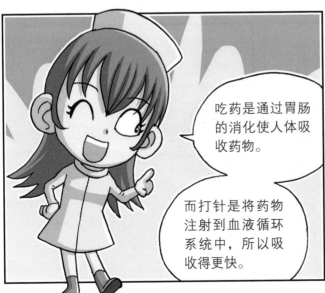

吃药是通过胃肠的消化使人体吸收药物。

而打针是将药物注射到血液循环系统中，所以吸收得更快。

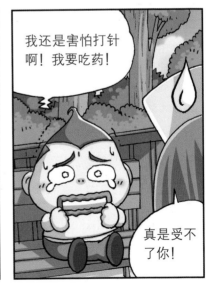

我还是害怕打针啊！我要吃药！

真是受不了你！

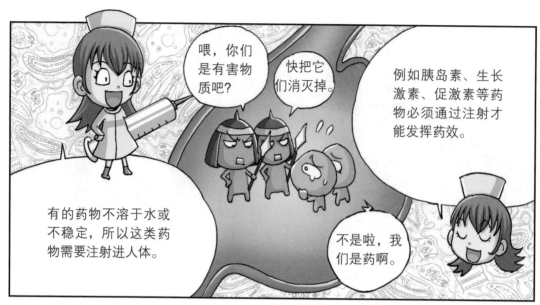

喂，你们是有害物质吧？

快把它们消灭掉。

例如胰岛素、生长激素、促激素等药物必须通过注射才能发挥药效。

有的药物不溶于水或不稳定，所以这类药物需要注射进人体。

不是啦，我们是药啊。

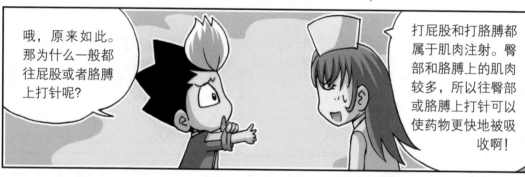

哦，原来如此。那为什么一般都往屁股或者胳膊上打针呢？

打屁股和打胳膊都属于肌肉注射。臀部和胳膊上的肌肉较多，所以往臀部或胳膊上打针可以使药物更快地被吸收啊！

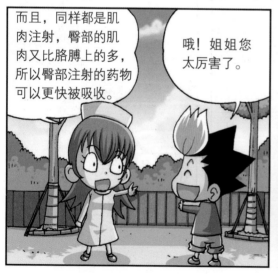

而且，同样都是肌肉注射，臀部的肌肉又比胳膊上的多，所以臀部注射的药物可以更快被吸收。

哦！姐姐您太厉害了。

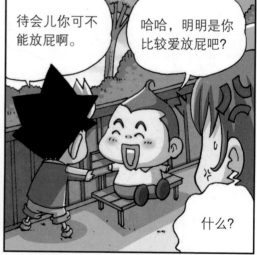

待会儿你可不能放屁啊。

哈哈，明明是你比较爱放屁吧？

什么？

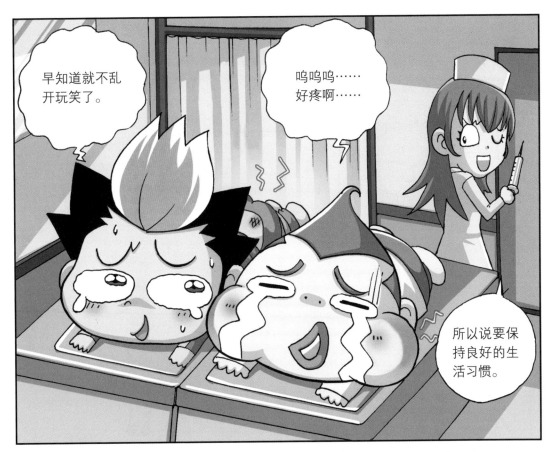

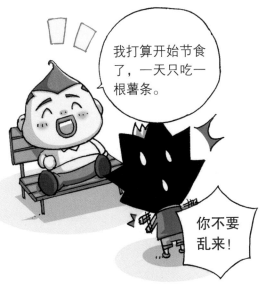

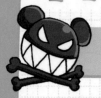

容易被误解的医学常识

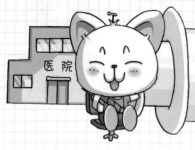

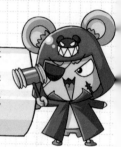

"吹冷风之后得的感冒只要出一身热汗就能痊愈？"这是我们经常弄错的医学常识。让我们来看看还有哪些容易被我们误解的医学常识吧。

"打喷嚏的时候一定要用手捂住嘴巴？"

打喷嚏的时候用手捂住嘴巴的行为其实就相当于用手接住了细菌。打喷嚏时应该用纸巾捂住口鼻，然后立即将纸巾丢弃，并及时洗手。如果没有纸巾，也可以用手肘捂住口鼻。对着他人打喷嚏更是非常不可取的坏习惯。

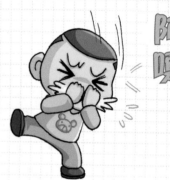
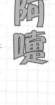

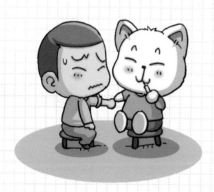

"只要接种了疫苗就不会再得那个病？"

接种了疫苗并不代表 100% 不会再得相应的病，有可能体内根本没有产生抗体，或者抗体随着时间推移逐渐减弱，疫苗对疾病的防御能力逐渐下降。这些都会导致患病。如果身体出现不适，我们应及时就医。

"流鼻血的时候仰着头就能止血？"

流鼻血时抬头可能导致血液倒流进气管内，引发吸入性肺炎、支气管炎等情况，严重时还会威胁患者生命。所以，流鼻血的时候患者最好稍稍低头，捏住两侧鼻翼以减少血流量。此外，用冷毛巾敷鼻子也可以起到止血的效果。

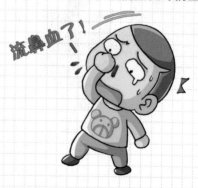

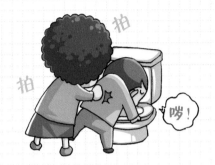

"吃撑了把食物呕吐出来就好了吗？"

有人会强行用手指抠挖咽喉将食物呕吐出来。这种行为不仅容易损伤咽喉、食管等处的身体组织，一不小心还容易将呕吐物呛入肺部导致吸入性肺炎。

感冒后捂出汗就能好吗？

有些人认为，患感冒后要多穿一些或者多盖一些，只要捂出一身汗就能立马痊愈。事实上，感冒发热是人体在对抗入侵的微生物，当入侵的微生物被消灭后，人体会通过排出汗液让体温逐渐恢复正常。但当体温超过 38℃，或持续高热时，就不可再"捂"了。因为这时机体需要散热，一味保暖很有可能加重病情，甚至损害身体器官。

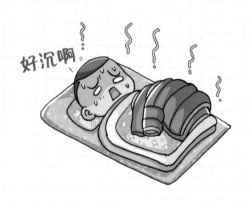

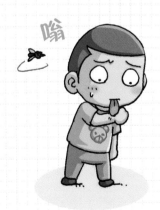

"被蚊子咬了涂涂口水就行？"

有人被蚊子叮了之后会在包上涂抹口水。他们觉得口水具有杀菌作用，涂上以后可以缓解瘙痒。其实，口水中的主要成分是水，具有杀菌作用的消化酶和溶菌酶含量较少，不能抵抗身体被叮咬后释放出的组胺，不能缓解瘙痒。而且口水中含有多种细菌，这反而容易引起感染。

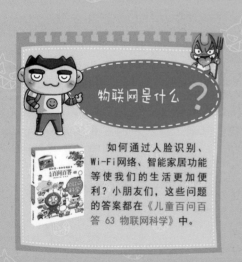

物联网是什么？

如何通过人脸识别、Wi-Fi网络、智能家居功能等使我们的生活更加便利？小朋友们，这些问题的答案都在《儿童百问百答 63 物联网科学》中。